最新エビデンスと実体験からわかった

最強血糖コントロールダイエット

“血糖値”を制して脂肪を落とす！

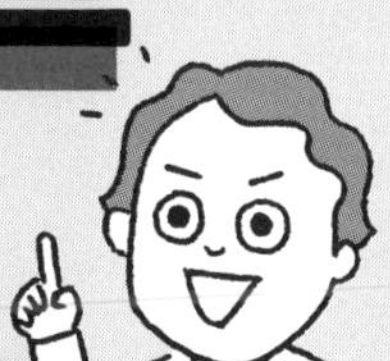

糖尿病専門医
薗田憲司（血糖おじさん）

Gakken

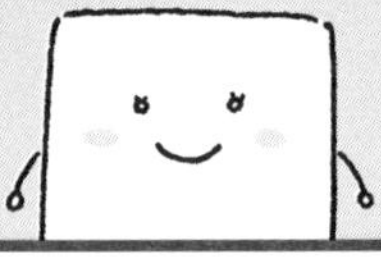

はじめに

食べたいものを「**制限**」するだけのダイエットは、
人生がつまらなくなりますよね。
みなさん**食べることが好き**だし、
近年、ダイエットの敵ともいわれている、
ごはんやパンといった
糖質を含む食品から逃れることは難しい。
糖尿病専門医である僕も、じつはラーメンや
ケーキ、グミが大好きです。

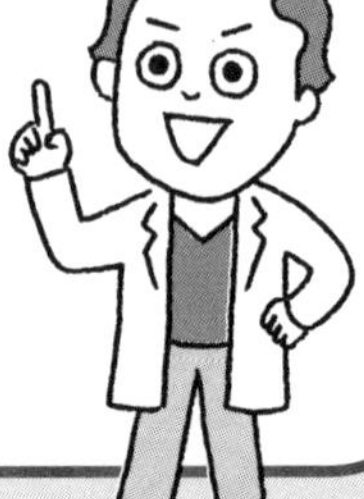

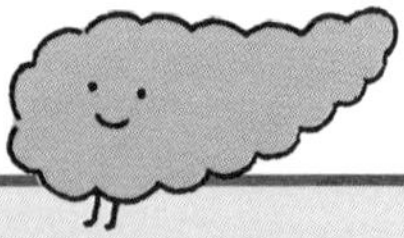

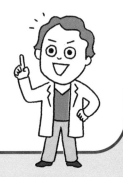

これからは「制限」をやめて、
好きなものを適度に食べて人生を楽しむ
「コントロール」へ！

「血糖値」をコントロールすれば、
ダイエットが圧倒的に成功しやすくなり、
5年後、10年後の**健康**にもつながります。

「血糖おじさん」こと
糖尿病専門医　薗田憲司

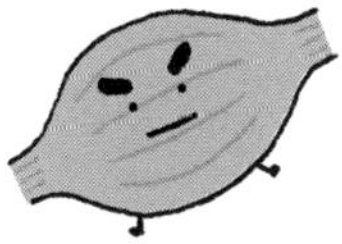

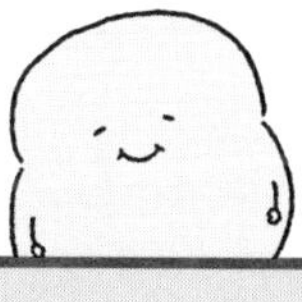

この本に登場する仲間たちを紹介

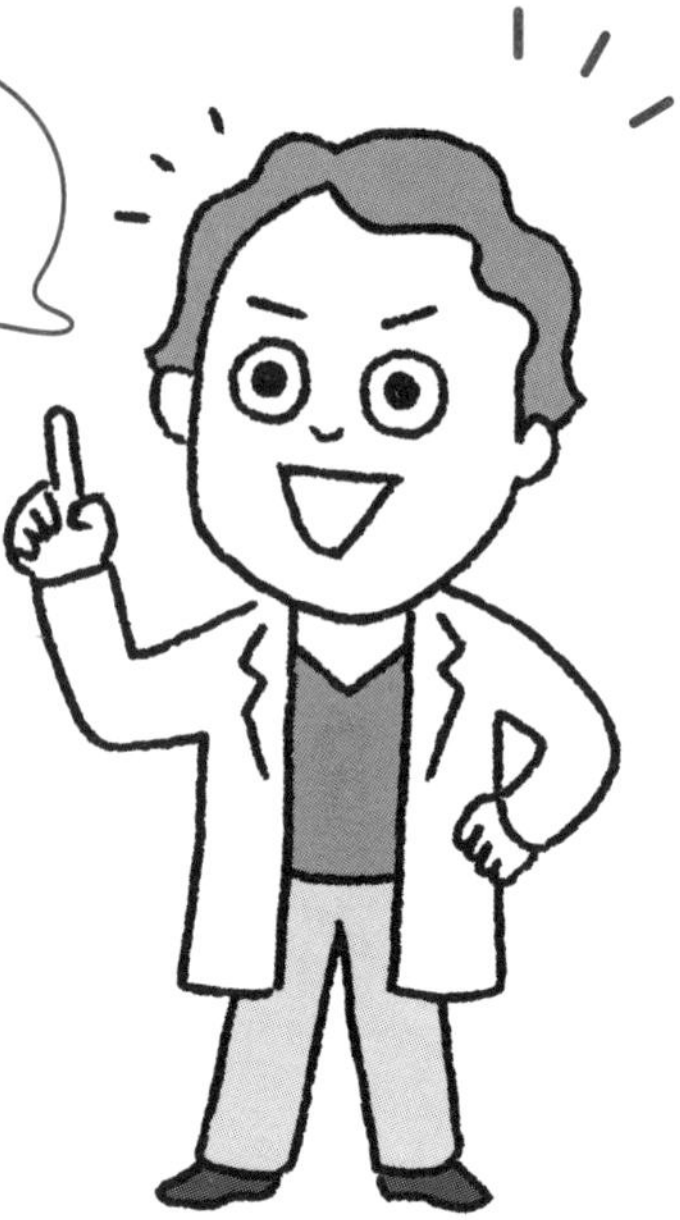
血糖コントロールの
ことをわかりやすく
解説します！

糖尿病専門医
血糖おじさん

食べることが大好きな現役の糖尿病専門医。父親が糖尿病で遺伝的リスクを持ち、太りやすいことから血糖コントロールダイエットを自ら実践。特技はメニューを見てカロリーや糖質量を予測すること。趣味は医学論文を読むこと、筋トレ（←こちらはサボりがち）。家族は妻と愛犬。

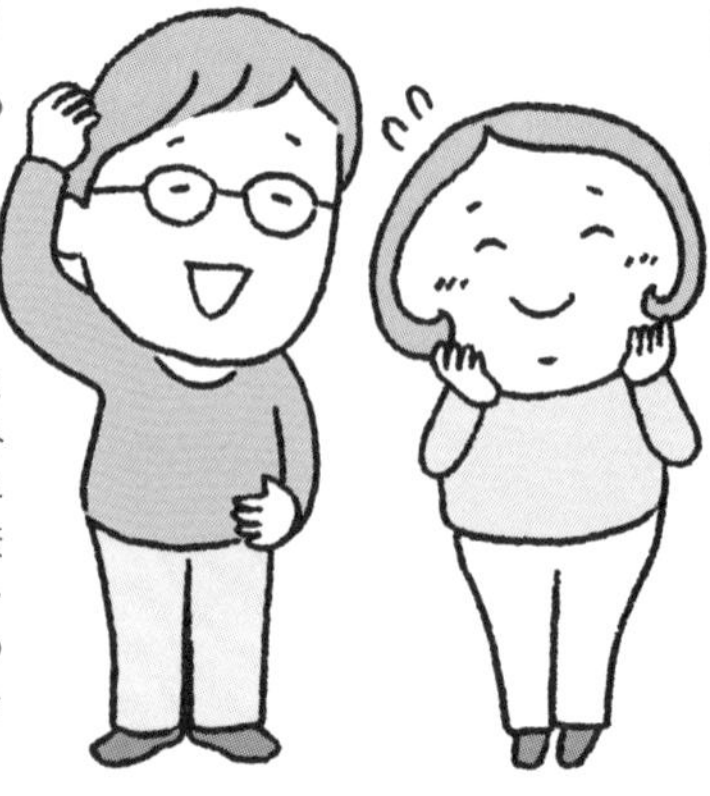
若い頃より
太りやすく
なったなぁ…
糖質制限で
リバウンド
しちゃった…

太一《たいち》

仕事が忙しくてデスクでコンビニ飯や外食が多い食生活。早食いグセあり。健康のために野菜ジュース、ペットボトルのビタミン入り飲料をよく飲んでいる。

丸美《まるみ》

パンとスイーツが大好き。主食を抜いて甘いものをガマンする厳しい糖質制限をして体重が落ちたものの、見事にリバウンド。やせにくくなって、便秘がちに…。

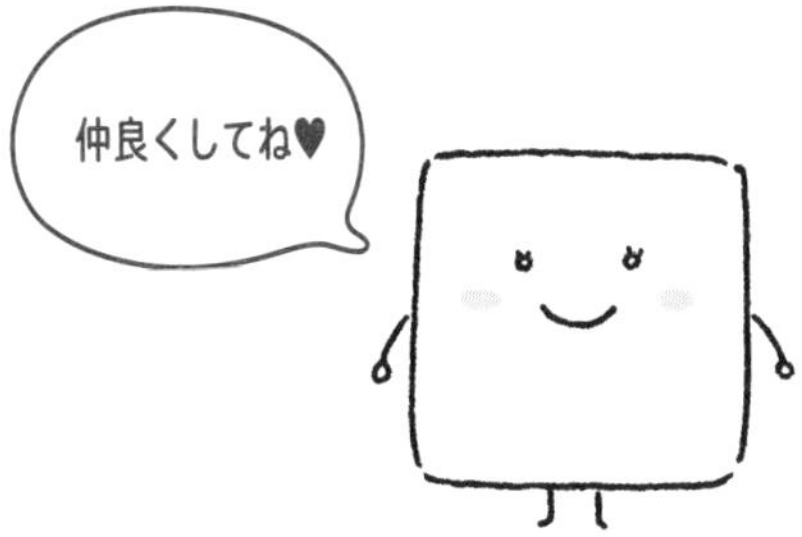
仲良くしてね♥

血糖ちゃん

血液の中を流れ、全身の細胞に運ばれてエネルギー源になる元気のもと。食後、高血糖になると脂肪に変身するので、血糖コントロールダイエットで上手に付き合うことが必要。

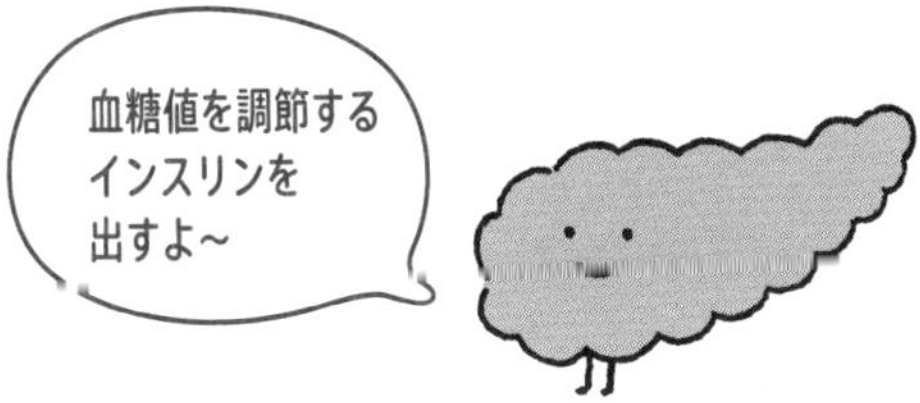
血糖値を調節する
インスリンを
出すよ～

膵臓《すいぞう》さん

食後に血糖値を下げるホルモンであるインスリンをせっせと出している働きもの。じつはデリケートで、糖質が多いものを早食いすると疲れてしまう。

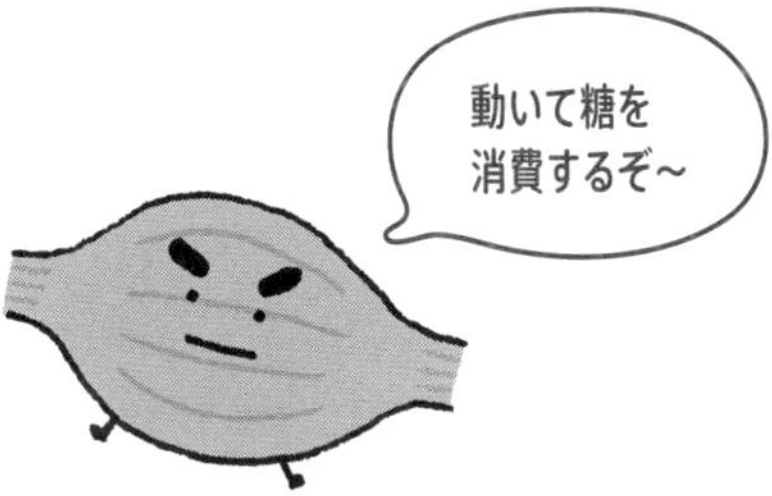
動いて糖を
消費するぞ～

筋肉くん

血糖値が上がると一部の血糖はグリコーゲンになって筋肉に貯蔵され、血糖値を下げる仕事をお手伝い。また、筋肉を動かすと血糖値が下がり、膵臓の負担が減。

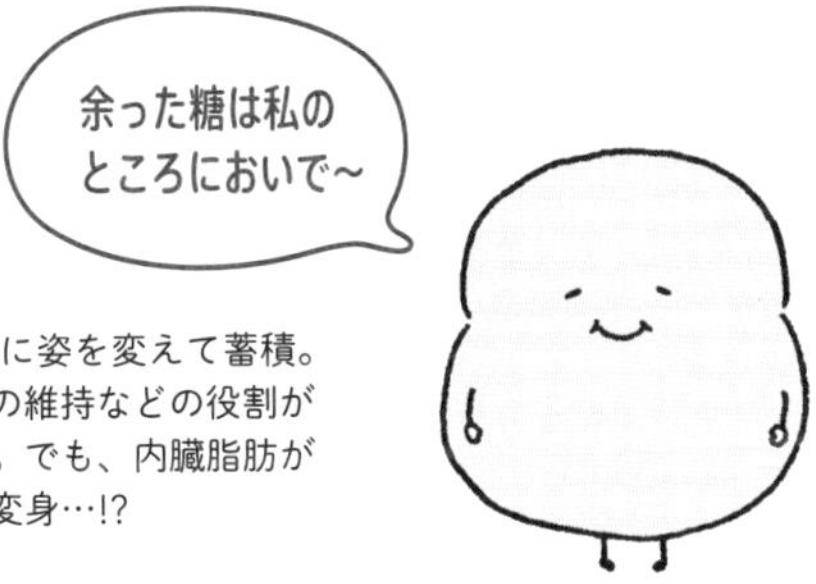
余った糖は私の
ところにおいで～

体脂肪ちゃん

血糖が消費されずに余ると体脂肪に姿を変えて蓄積。体脂肪はエネルギーの備蓄、体温の維持などの役割があり、適量なら健康を守るいい子。でも、内臓脂肪が過剰に増えると病気を招く悪魔に変身…!?

ダイエットの失敗パターン❶

甘いもの、ごはん、パン好きさんは…

厳しい糖質“制限”でリミッターが外れ食欲暴走&リバウンド!?

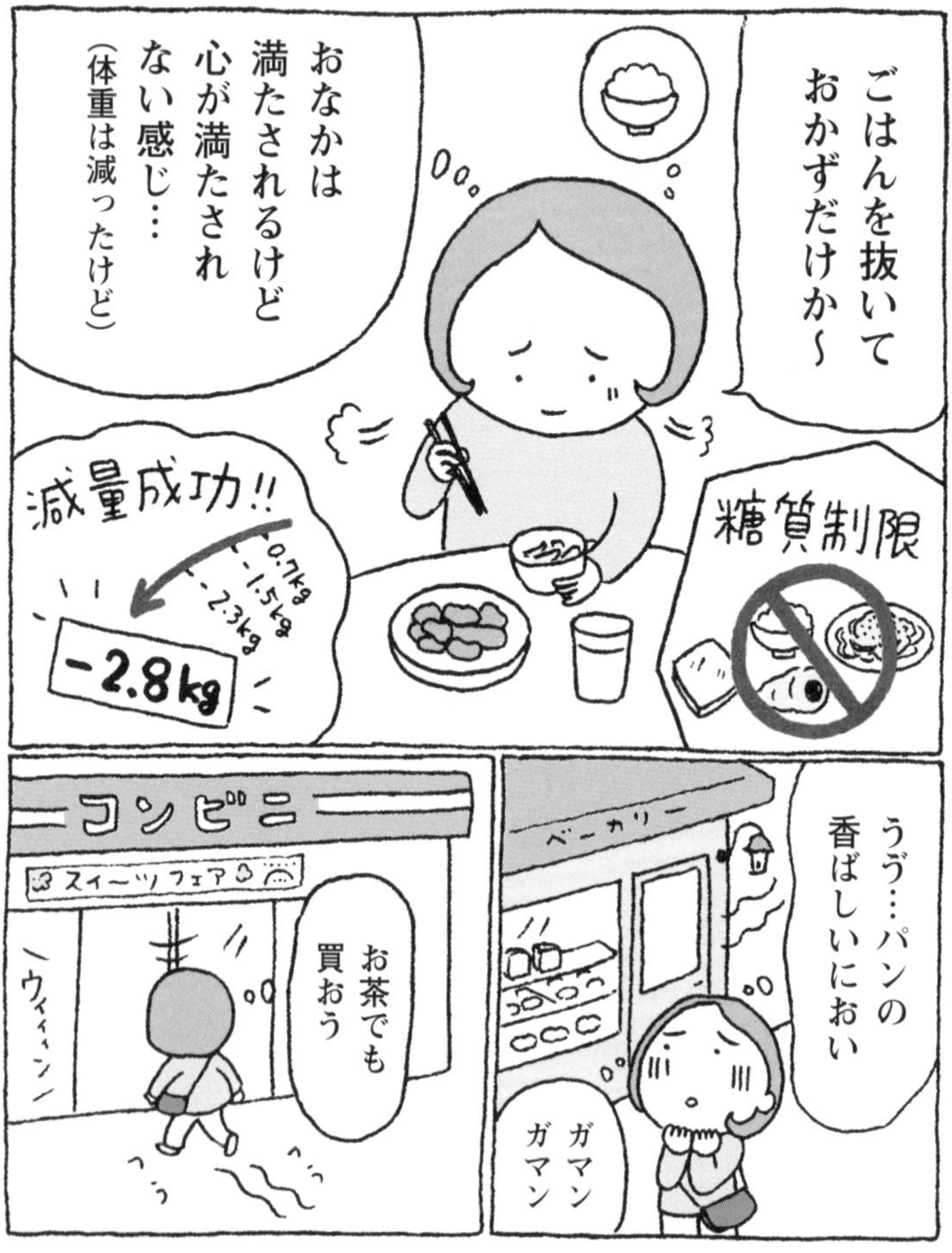

ごはんを抜いておかずだけか〜
おなかは満たされるけど心が満たされない感じ…
（体重は減ったけど）
糖質制限
減量成功!!
0.7kg
1.5kg
2.3kg
−2.8kg
ベーカリー
うゔ…パンの香ばしいにおい
ガマンガマン
コンビニ
スイーツフェア
お茶でも買おう
ウィィィン

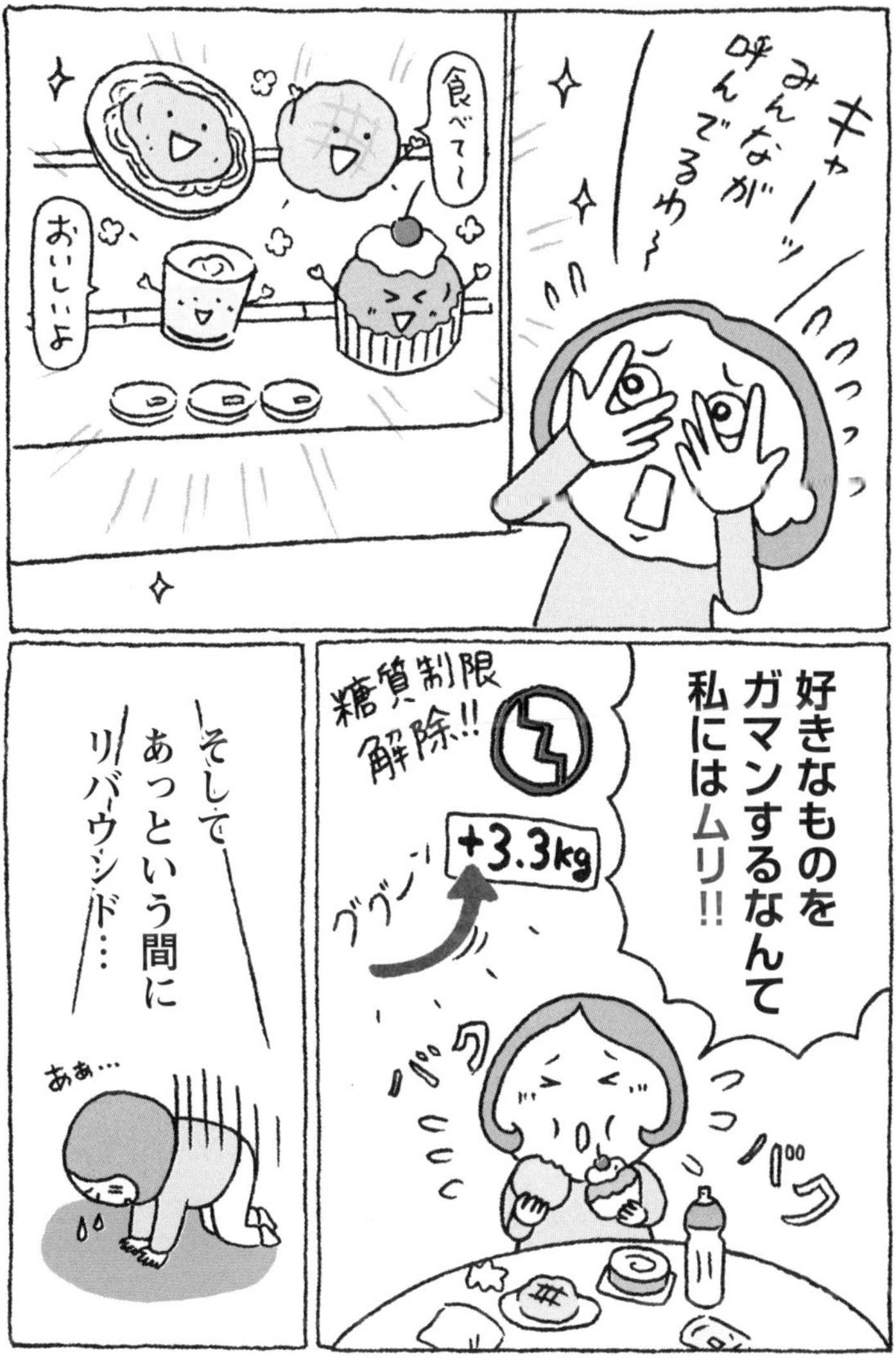
キャーッ
みんなが呼んでるわ～
食べて～
おいしいよ
好きなものをガマンするなんて私にはムリ!!
糖質制限解除!!
+3.3kg
ググーン
パク
パク
そしてあっという間にリバウンド…
ああ…

糖質制限はなぜ失敗しやすいの？

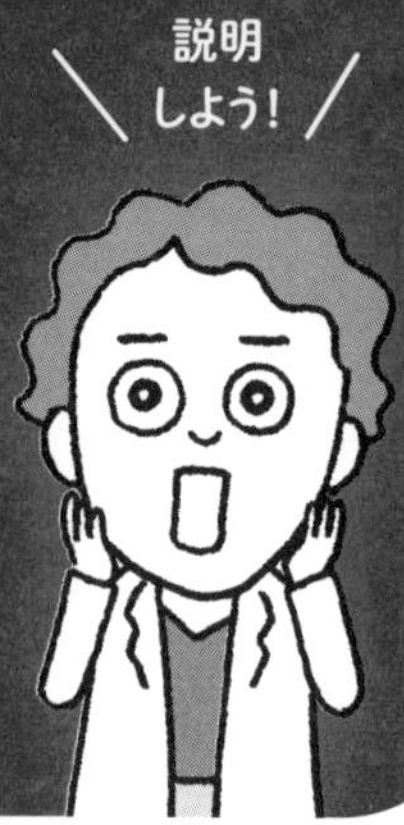

炭水化物や甘いものなど、糖質を含む食品を絶つ厳しい「糖質制限」。糖尿病の僕の父も長年行っていましたが、やはり“継続”することが難しいダイエットのようです。

厳しい
糖質制限をすると
短期で体重が
落ちやすい

が!!

**甘いものや
炭水化物好きの人は
糖質制限が
長続きしにくい**

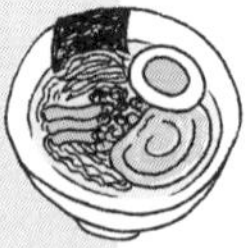

□ スイーツ、お寿司、ラーメン、パン…
おいしい糖質食品が
あふれている日本では
糖質から一生逃げるのは至難のワザ

□ ある日、甘いものをひと口パクリ…
糖質制限を解除した途端、
抑えていた食欲が暴走し、
リバウンドコースへ！

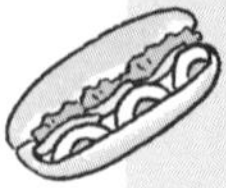

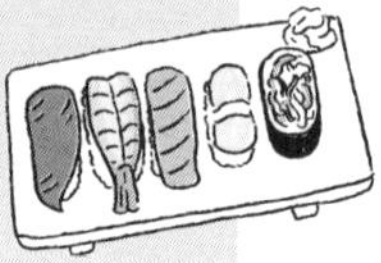

DIRECT試験

低脂肪食vs地中海食vs低炭水化物食　6年間の減量効果

体重のベースラインからの平均変化

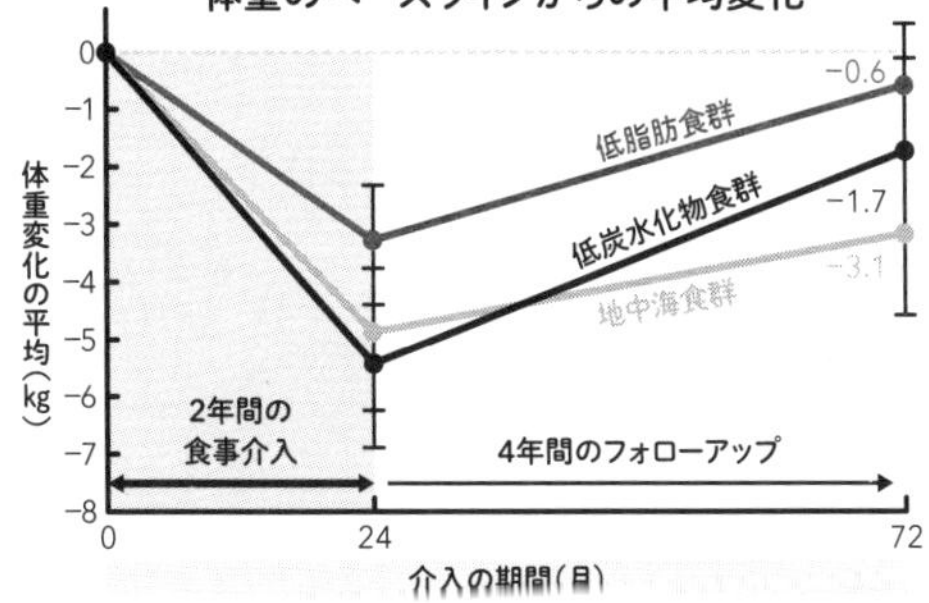

※出典／N Engl J Med 2012; 367:1373-1374

3つの食べ方を比較した結果、2年間では
低炭水化物食群が最も減量効果があった。
しかし！　その4年後には4.1kg体重が戻っていた！

詳しくは
P.88へ

結論

**厳しい糖質制限よりも、
食を楽しみながら続けられる
糖質コントロールを！**

糖質コントロール＝血糖コントロール

でもある！

ダイエットの失敗パターン❷

早食いしがちさんは…

おにぎり、サンドイッチ、野菜ジュース…ヘルシーな軽食がやせない原因に!?

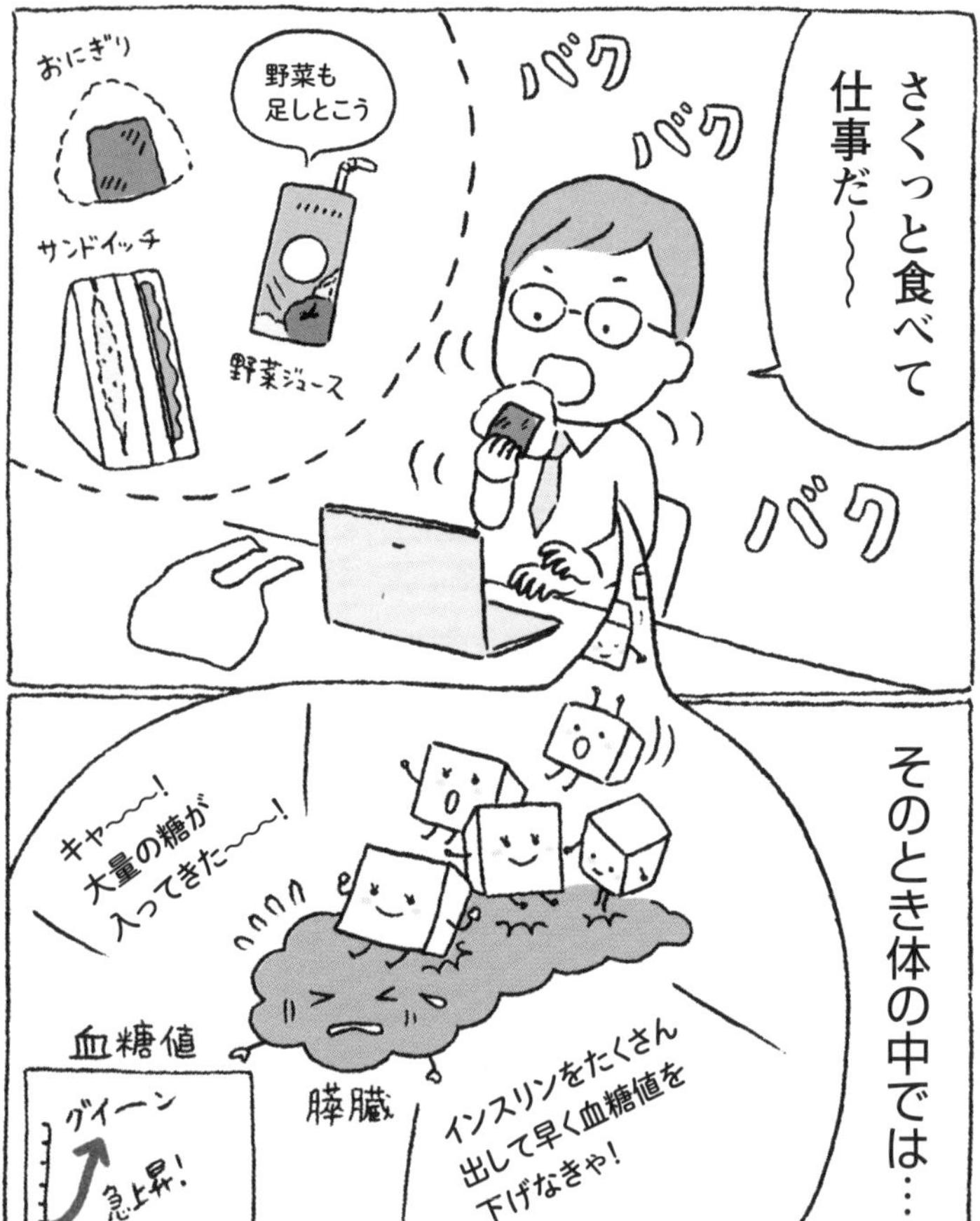

さくっと食べて仕事だ〜〜〜
パク
パク
パク
野菜も足しとこう
おにぎり
サンドイッチ
野菜ジュース
そのとき体の中では…
インスリンをたくさん出して早く血糖値を下げなきゃ!
膵臓
キャ〜〜〜! 大量の糖が入ってきた〜〜〜!
血糖値
グイーン
急上昇!

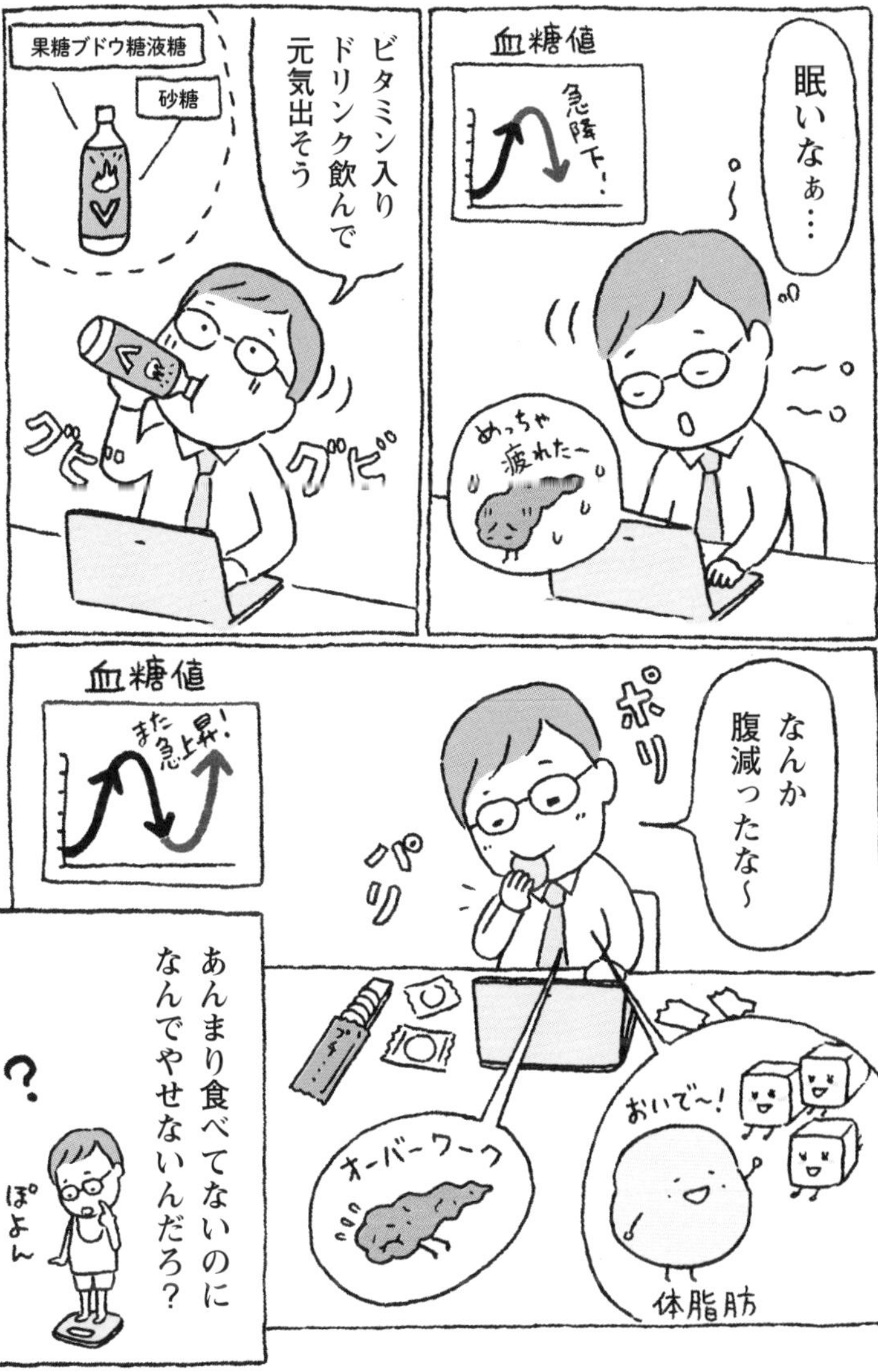

血糖値
急降下!
眠いなぁ…
めっちゃ疲れたー
ビタミン入りドリンク飲んで元気出そう
果糖ブドウ糖液糖
砂糖
グビグビ
血糖値
また急上昇!
なんか腹減ったな〜
ポリ
パリ
プチ…
オーバーワーク
おいで〜!
体脂肪
あんまり食べてないのになんでやせないんだろ?
?
ぽよん〜

ヘルシーそうな食事で太るのはなぜ？

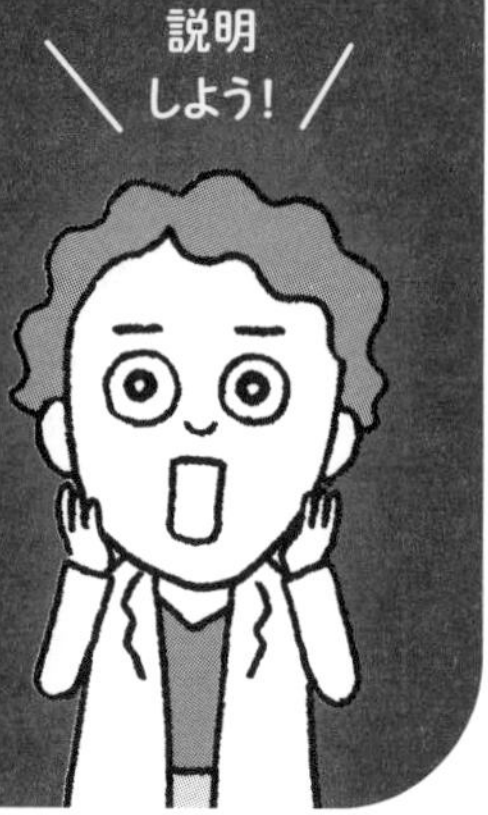

忙しい現代人は、できるだけ手軽に食事をとりたいシーンも多いはず。一見ヘルシーそうな食品や食べ方で、糖質過多&血糖値爆上げになることもあるので、要注意です。

おにぎりやパンなどの軽食、健康系の飲み物（加糖）には血糖値をすぐに上げる糖質が多い

例

- □ おにぎり
- □ パン
- □ 野菜や果物のジュース
- □ スポーツ飲料
- □ エナジードリンク
- □ 乳酸菌飲料　など

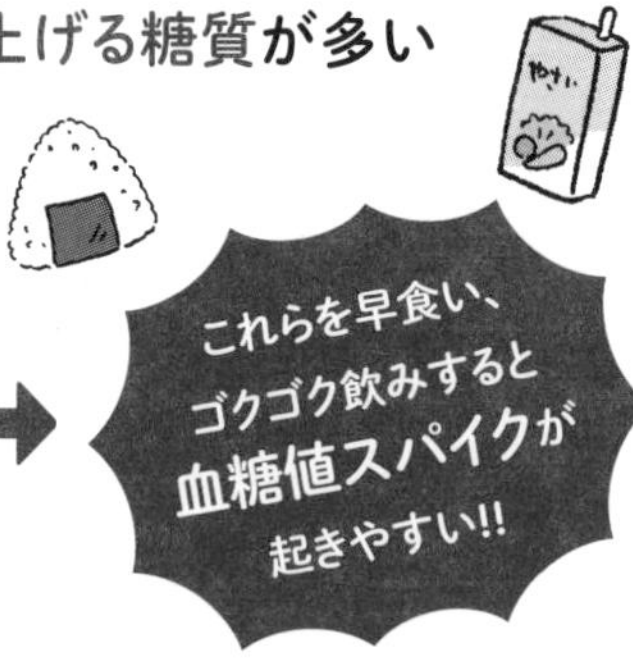

これらを早食い、ゴクゴク飲みすると**血糖値スパイク**が起きやすい!!

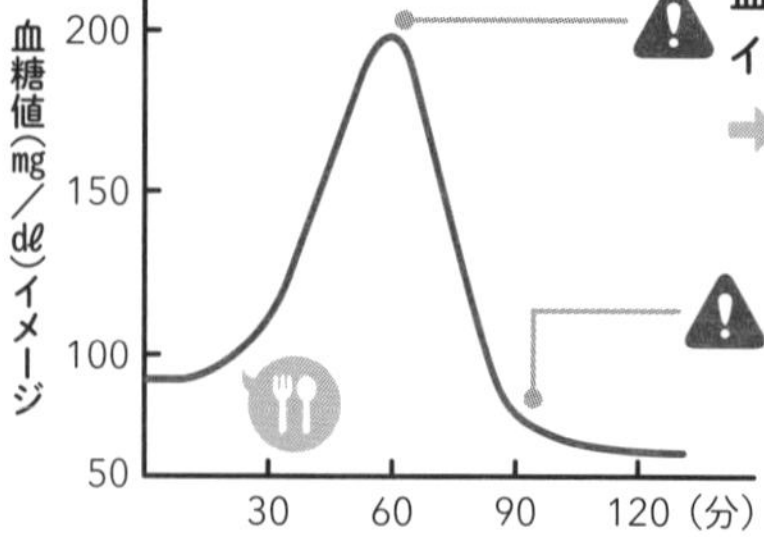

⚠ 血糖値が急激に上がり、インスリンが大量に分泌（高血糖状態）

→ **脂肪がつきやすくなる**

⚠ 反動で血糖値が下がり過ぎ、空腹を感じる（反応性低血糖）

→ **余分な間食が増える**

食後の血糖値の変化の山を ゆるやかにする食べ方をすれば…

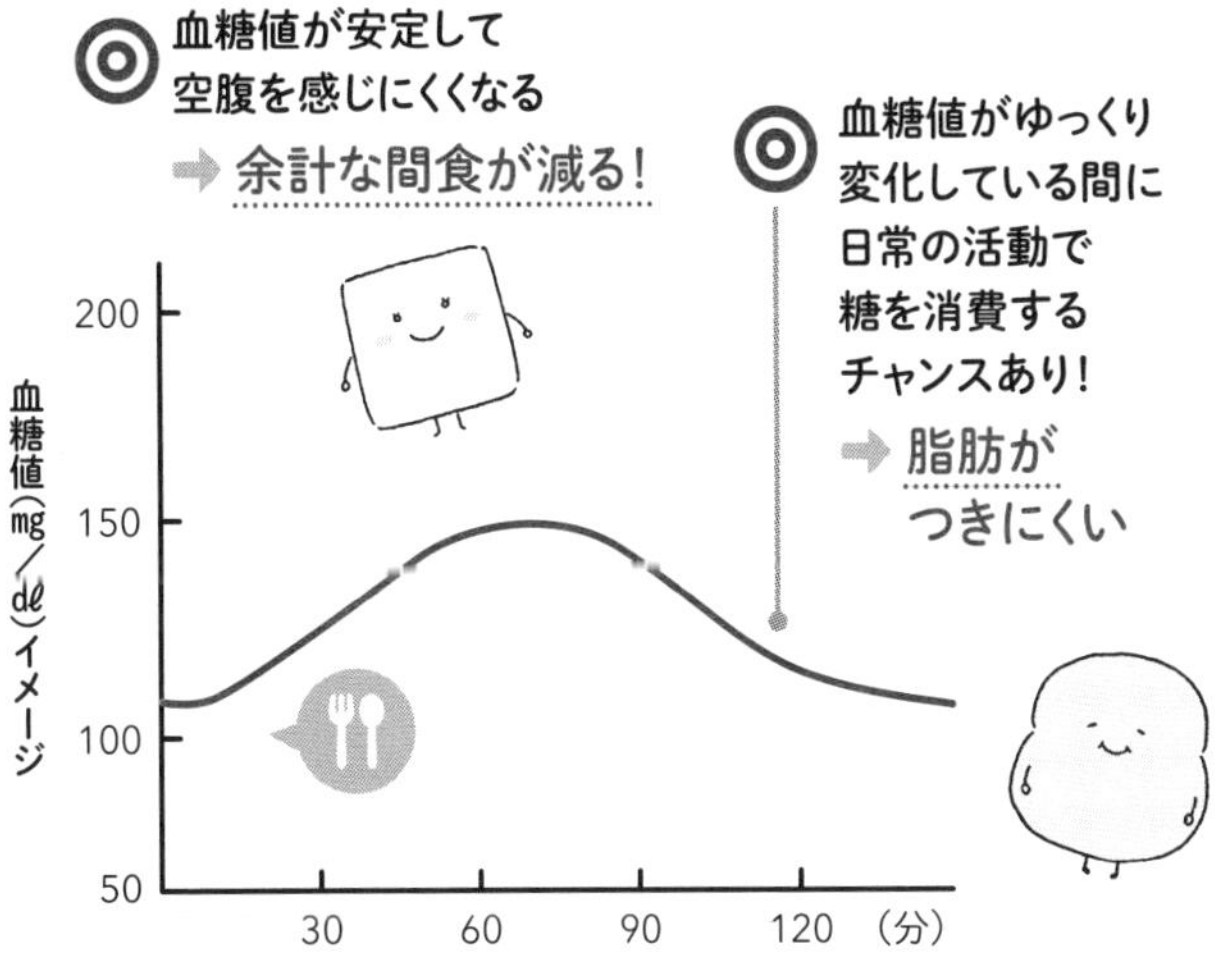
◎ 血糖値が安定して
空腹を感じにくくなる
➡ 余計な間食が減る！
◎ 血糖値がゆっくり
変化している間に
日常の活動で
糖を消費する
チャンスあり！
➡ 脂肪が
つきにくい
血糖値（mg／dℓ）イメージ
200
150
100
50
30
60
90
120
（分）

結論

血糖値スパイクの
山をつぶせば
ダイエット成功＆健康貯金

血糖コントロール＝食欲コントロール

になる！

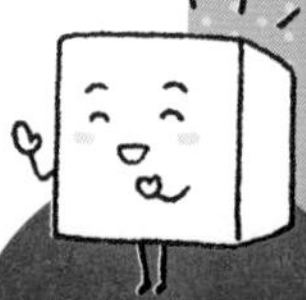

血糖コントロールってじつは簡単！食を楽しみながらダイエットしよう

血糖値は、３度の食事のタイミングで大きく変動します。このとき、脂肪をつきやすくする〝血糖値スパイク〟の乱高下の山をたたきつぶすことが、血糖コントロールダイエットの大きな目的。１日の**血糖値の変動がゆるやかになって安定すると、減量中の筋肉量の減少が抑えられ、食欲もコントロールできて太りにくくなります。**

厳しいカロリー・糖質制限はなく、主食もおやつも食べてＯＫ！ハードな運動をがんばる必要もありません。何をすればいいのかイメージしやすいよう、１日の流れに沿った血糖コントロールダイエットの行動の例を紹介しますね。これは、この本で紹介するダイエット法の中でも特におすすめのアクション。「こんなに簡単なことでいいんだ」とハードルが下がり、実践してみたくなるはずです。

＼ つらい食事制限なし！　ハードな運動なし！ ／

脂肪を減らす
「血糖コントロールダイエット」の1日

血糖コントロールAction

8:00

❶ 朝たんぱく質

12:00

❷ 食前コーヒー

❸ 昼食は半分カーボラスト

15:00

❹ ちょい糖質おやつ

19:00

❺ 夕食はダラダラ食い

❻ 夕食後にお皿洗い

❼ 12時間のおやすみ断食

やり方は次のページから！

Action 1

朝たんぱく質で1日の血糖値を制す

朝たんぱく質のメリット

- ☐ 昼食、夕食での血糖値スパイクを予防
- ☐ 筋肉の分解を抑えて、代謝低下を防ぐ
- ☐ 昼まで空腹を感じにくくする

早朝は血糖値が下がり、血糖を補う糖新生で筋肉が分解されやすい状態。また、朝食抜きは昼食での血糖値爆上げのもとに。その対策が“たんぱく質”の朝食をとることです。インスリン分泌を促すホルモンのGLP-1が出て、昼食や夕食後の高血糖を防げます。

＼ 食の好みに合わせてメニューを定番化するとラク！ ／

ごはん派

納豆卵かけごはん

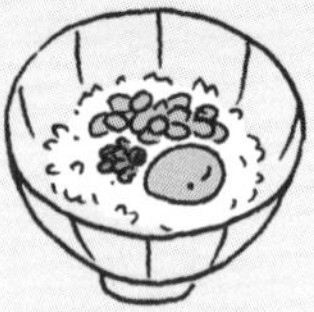

パン派

ライ麦パン＋サラダチキン＋野菜サラダ

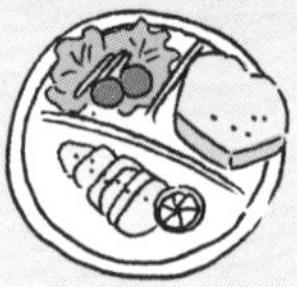

シリアル派

オートミール卵がゆ

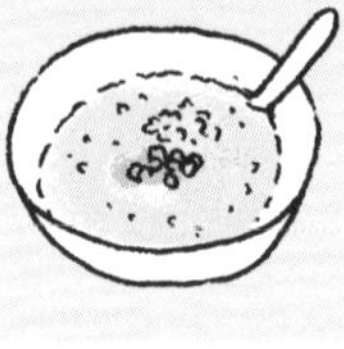

お手軽派

プロテイン

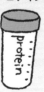

詳しくはP.122へ

Action 2

コーヒーを飲むなら ランチ後より食前に

食前コーヒーのメリット

- □ クロロゲン酸が
食後の血糖値の上昇をゆるやかに
- □ カフェインが交感神経を活性化
脂肪を燃やしやすくし、食欲の抑制効果も

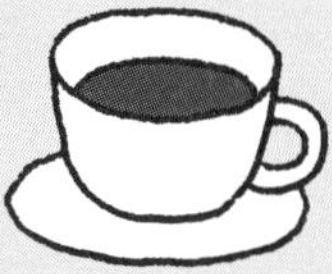

コーヒーを飲む習慣は血糖値の改善に関する研究報告があり、コーヒー好きなら食前に飲んで血糖コントロールダイエットに役立てたい飲み物。ポリフェノールのクロロゲン酸が食後の血糖値の上昇をゆるやかにし、カフェインによる脂肪燃焼の促進効果も期待できます。ブラックコーヒー、または無調整豆乳のソイラテでもOK。

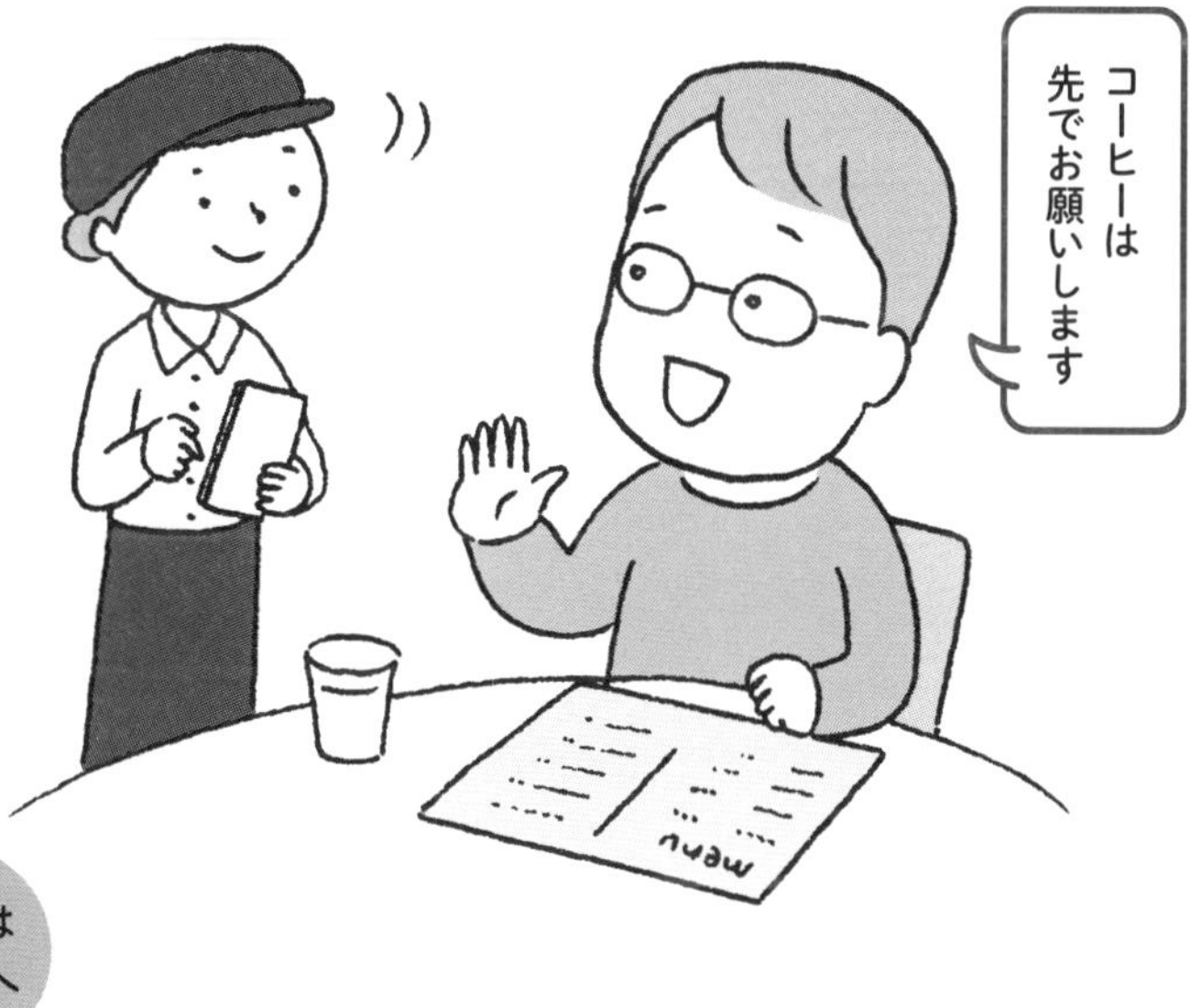
コーヒーは先でお願いします

詳しくはP.161へ

Action 3

昼は好きなメニューを選び 半分カーボラスト

肉・魚（たんぱく質）、野菜・きのこ・海藻（食物繊維）のおかずを先に食べ、主食（糖質）を最後に食べる“カーボラスト”は血糖値スパイクを防ぎ脂肪をつきにくくする食べ方。ごはんとおかずを交互に食べたい人は、“半分カーボラスト”にすると継続しやすくなります。

たんぱく質のおかずを先に食べると 血糖値の上昇がゆるやかに

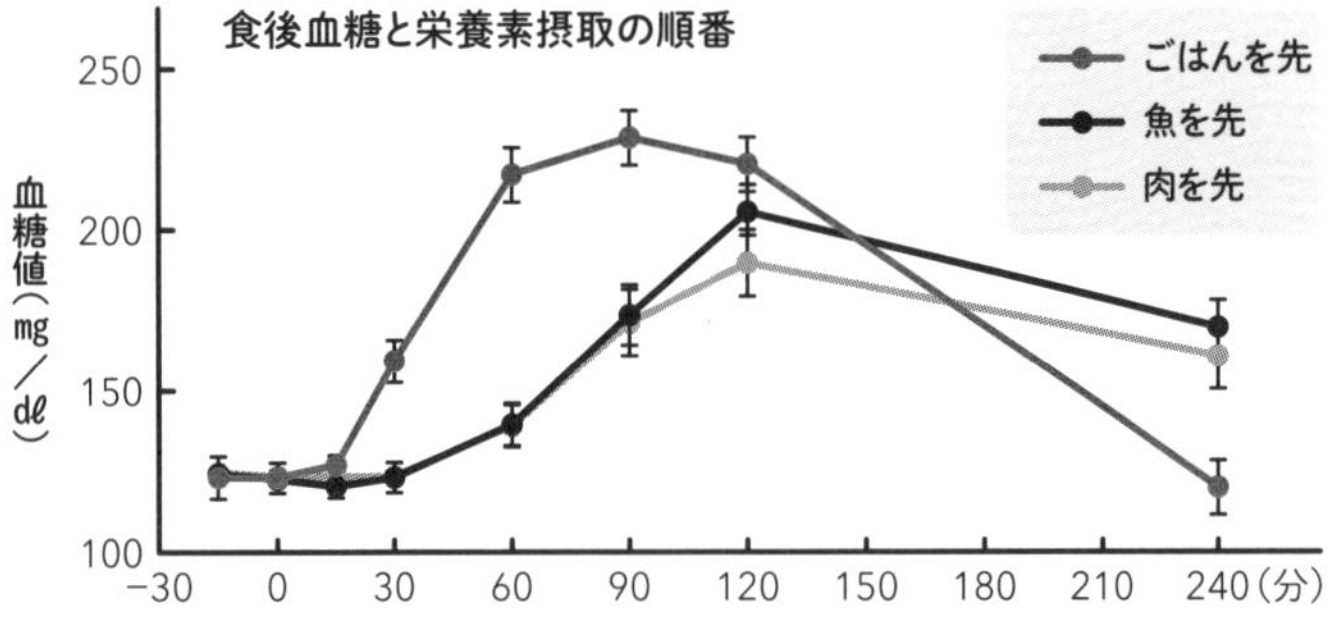

※出典／糖尿病 59(1):30〜32, 2016

おかずとごはんをいっしょに食べたいなら 半分カーボラストでもOK

❶ 肉や魚半分と野菜 → ❷ 肉や魚半分とごはん半分を交互に → ❸ ごはん半分

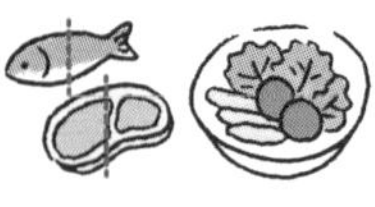

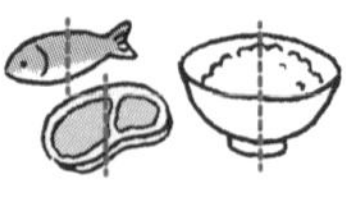

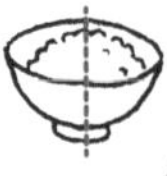

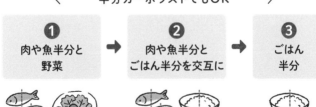

詳しくはP.126へ

Action 4

ちょい糖質おやつで夜の爆食いを防ぐ

間食はガマンしなくて大丈夫。15時に果物などから糖質を10gほどとって血糖値を少し上げると、膵臓からインスリンがちょこっと出て夕食前の準備運動に。夕食をとったときに膵臓がすぐ働いて血糖値の上昇がゆるやかになり、空腹による夜の爆食いも抑えられます。

間食で少し糖質をとっておくと
夕食で血糖値が急に上がりにくい

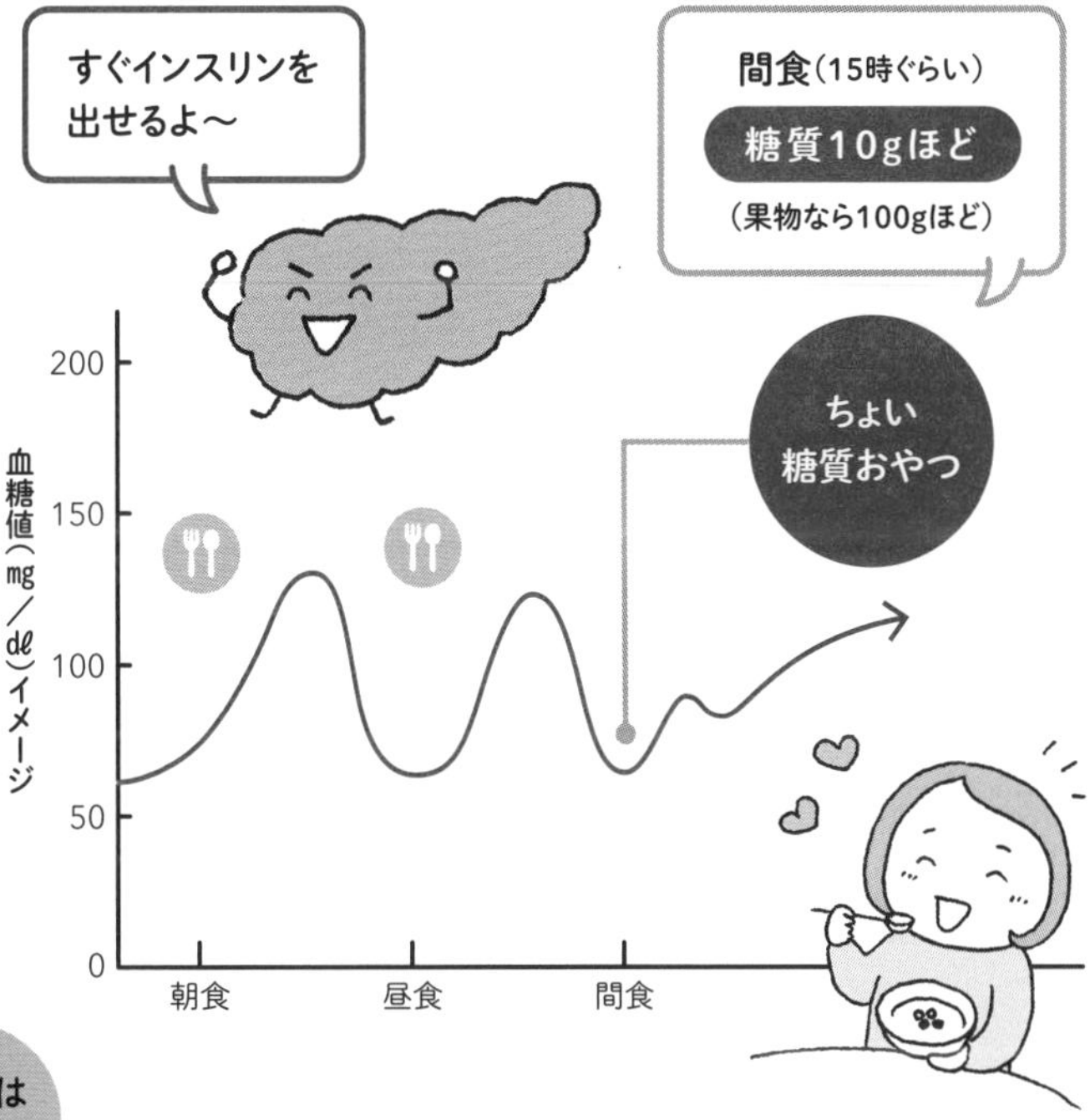

詳しくは
P.136へ

Action 5

夕食は早食いより ダラダラ食い

ダラダラ食いのメリット

- □ 食事に時間をかけることで血糖値スパイクを防げる
- □ よくかんで食べれば満足感が高まり、DITのエネルギー消費量もアップ！

ゆっくり食べることは肥満予防に効果的。1日の中で、食事の時間をコントロールしやすい夕食は、ゆっくりダラダラと食べ、血糖値の急上昇を抑えて脂肪の蓄積を防ぎましょう。よくかむとDIT（食事誘発性熱産生）のエネルギー消費量が増え、満足感もアップ！

ダラダラ食いの工夫

- □ ひと口の量を少なくする
- □ 食事中に家族と会話をしたりペットと遊んだりする
- □ メニューに歯ごたえのある食材をプラス　など

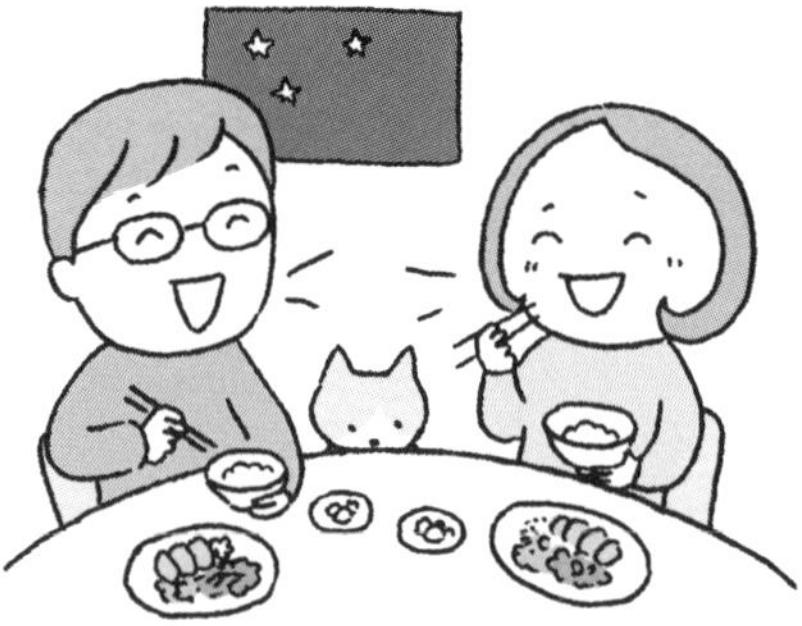

詳しくはP.134へ

Action 6

夕食後は お皿洗い してからゴロゴロタイム

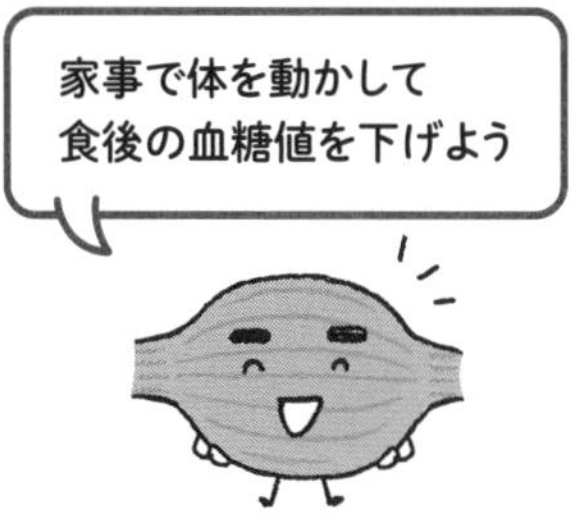
家事で体を動かして
食後の血糖値を下げよう

夕食後は、ダイエットの絶好のチャンス！　食事でとった糖を脂肪に変えないためには、食後に家事や軽い散歩などをするのが効果的です。血糖は、体を軽く動かすだけでも筋肉に送られてエネルギー消費され、インスリンを節約して食後の血糖値を下げられます。

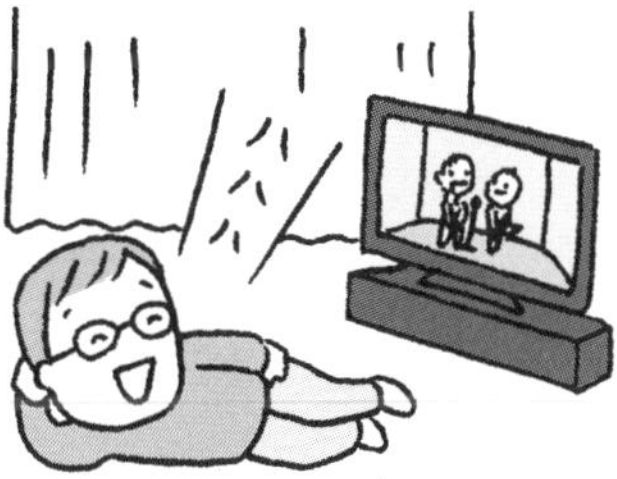

生活活動のメッツ

メッツは安静時を1とした場合の運動強度の単位

座って安静にしている状態	1
立位、皿洗い	1.8
洗濯	2
犬の散歩	3
風呂掃除	3.5

※出典／
『健康づくりのための身体活動基準2013』
生活活動のメッツ表（厚生労働省）

詳しくは
P.170へ

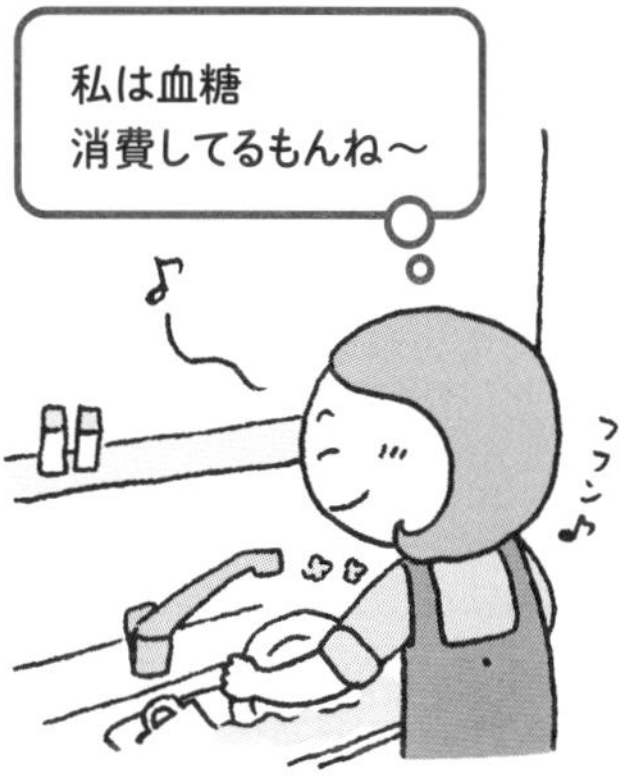
私は血糖
消費してるもんね～
フフン♪

Action 7

夕食→翌日の朝食まで 12時間のおやすみ断食

長時間の断食は、体脂肪だけでなく筋肉量が減ってしまうデメリットがあります。これを解決するのが、夕食から翌朝の朝食まで12時間の空腹をつくるおやすみ断食です。寝ている間に脂肪燃焼のエンジンを起動させましょう。

寝ている間、ほどよい空腹時間をつくって 脂肪燃焼のエンジンをオン!

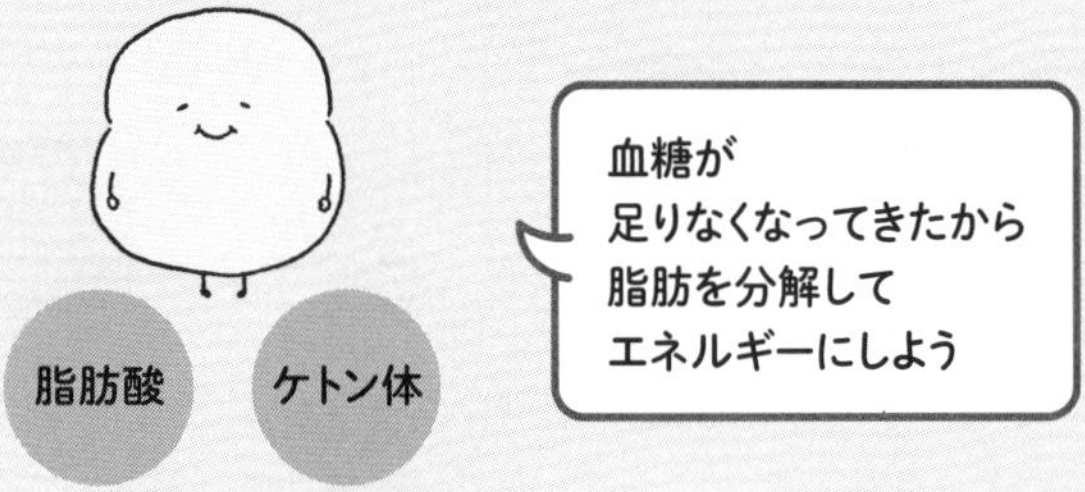
血糖が
足りなくなってきたから
脂肪を分解して
エネルギーにしよう
脂肪酸
ケトン体

断食を長時間、長期間すると
血糖値が下がり過ぎて
筋肉量が減りやすい

↓

1日3食とれるリズムの
12時間おやすみ断食で
筋肉量の低下を防ぎ、
血糖値を安定させながら
体脂肪をじわじわ減らす!

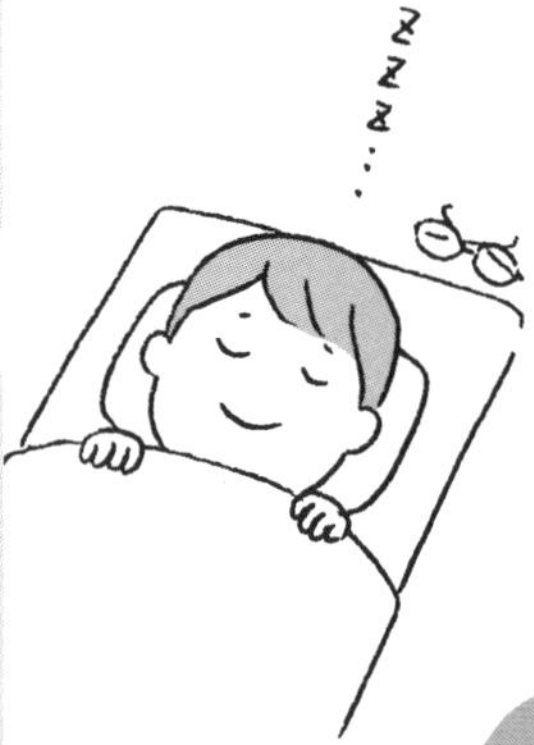

詳しくは P.138へ

まずはじめに
血糖コントロールダイエットの
簡単な行動をざっと紹介しました。
この本を参考にご自身の生活や
食の好みに合わせた実践法を
カスタマイズしてみてください。
食事改善、運動の行動を起こす
第一歩のお手伝いが
できればうれしいです！

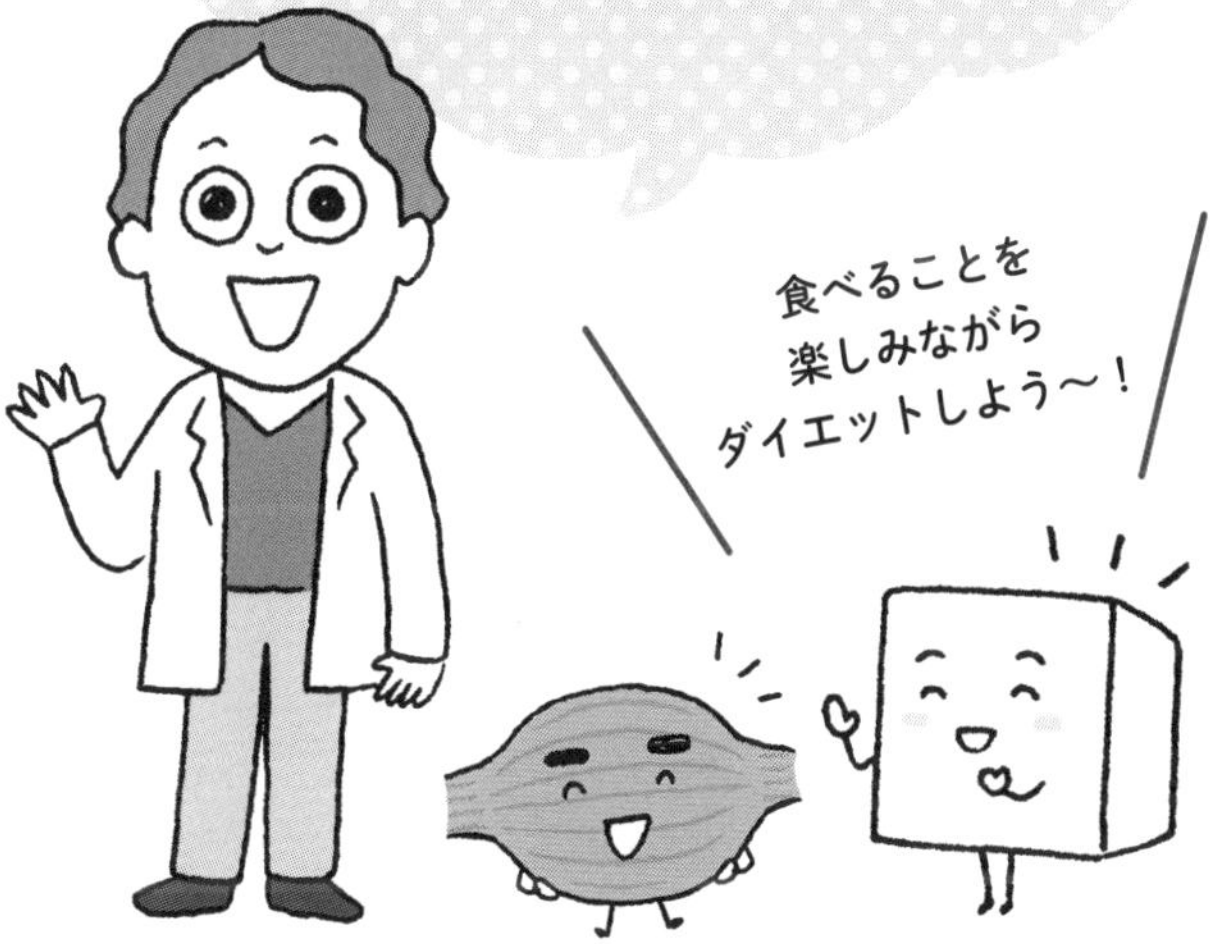
食べることを
楽しみながら
ダイエットしよう〜！

血糖コントロールダイエットで

やせた！ 血糖値が下がった！ 体験談

ダイエットや血糖値が気になる7人が、血糖コントロール法を実践。喜びの報告が届きました。

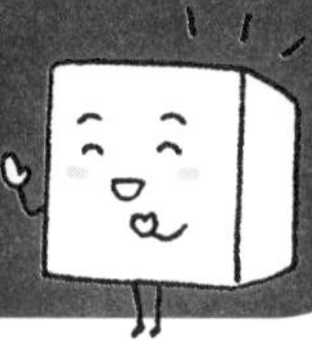

CASE 1 2か月で体重13.9kg減！ おなかやせしてジーンズはベルトなしだと落ちるほどに！

Instagram名／Ju_dotonyoさん（43歳・看護師）

結果

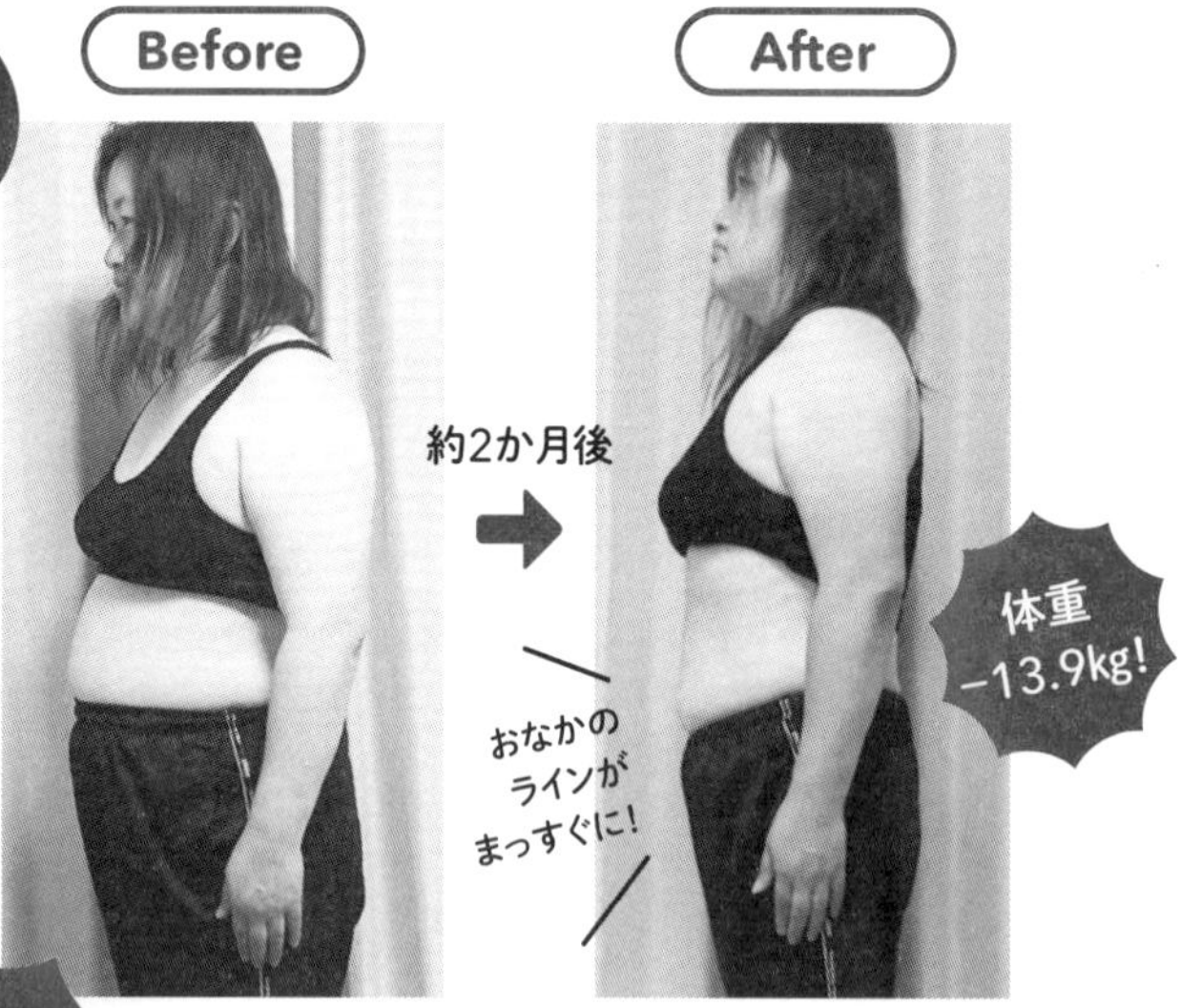
Before
After
約2か月後
おなかのラインがまっすぐに！
体重
−13.9kg!

血糖値が下がって糖尿病の薬が半分になり薬代は1/5に！

体重	82.0kg	➡	68.1kg
空腹時血糖値	102mg/dℓ	➡	91mg/dℓ
HbA1c	6.4%	➡	5.8%

Ju_dotonyoさんの血糖コントロール法

以前は…

- 朝食はふりかけごはんのみ。
- おやつはクッキーや果物。
- ミルクティーなど甘い紅茶をよく飲む。

↓

私はこう工夫！

- 朝食のごはんは70gにし、たんぱく質のプロテイン、納豆、卵、ヨーグルト、食物繊維のもずく酢を組み合わせた。
- スマホのダイエットアプリでカロリー、PFCバランスの量を意識。
- 子どもといっしょにサッカー。サッカーのない日は夕食前や入浴前に筋トレ。

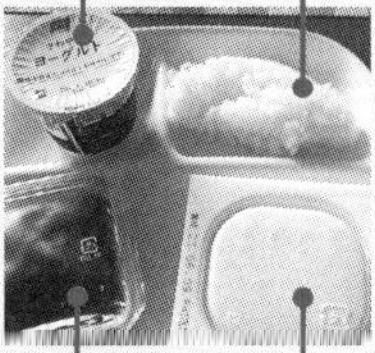

感想　炭水化物中心の食事から、たんぱく質しっかりの食事に変えたら間食がなくなった！

育児や夜勤のある看護師の仕事も忙しく、食事は炭水化物に偏りがちでした。糖尿病の実感は無かったのですが、約３年前に重度の２型糖尿病と診断（当時のHbA1cは13.4％）。血糖おじさんのファンになり、血糖値がじょじょに改善している中、今回ダイエットに挑戦。私が実践したのは、ごはんの量をはかり、たんぱく質をしっかりとること。さまざまな食材を組み合わせ、忙しい朝でも４品は食べるようにしました。また、プロテインを活用するようにしたところ、おなかが満たされて甘いものの間食がなくなったんです。さらに、夕食前や入浴前に筋トレも実践。約２か月後には体重が13.9kgも減り、ジーンズはベルトをしないと落ちてくるほどに！　近所の方から毎日「やせた」と言われます。血糖おじさん、そして家族のサポートにも感謝しています！

CASE 2

糖質を適度にとることでドカ食いを防ぎ、体重3.3kg減！　ウエディングフォトの撮影に向けて自信がつきました！

かおりさん（35歳・保育士・育休中）

結果

Before

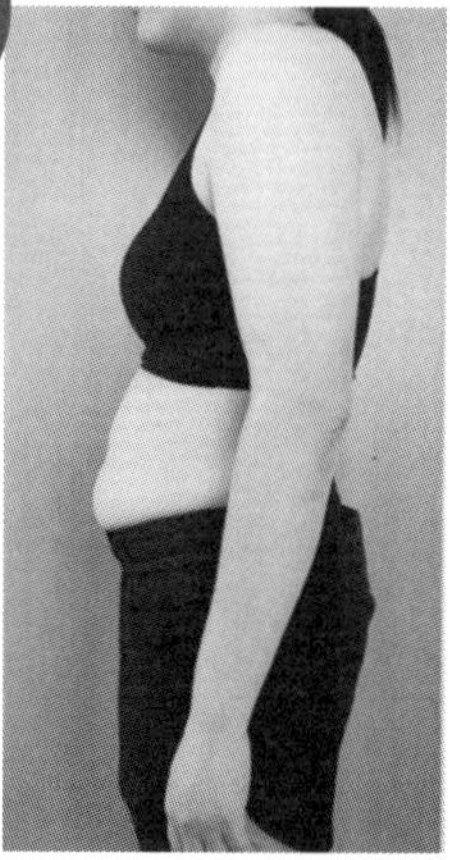

約2か月後

After

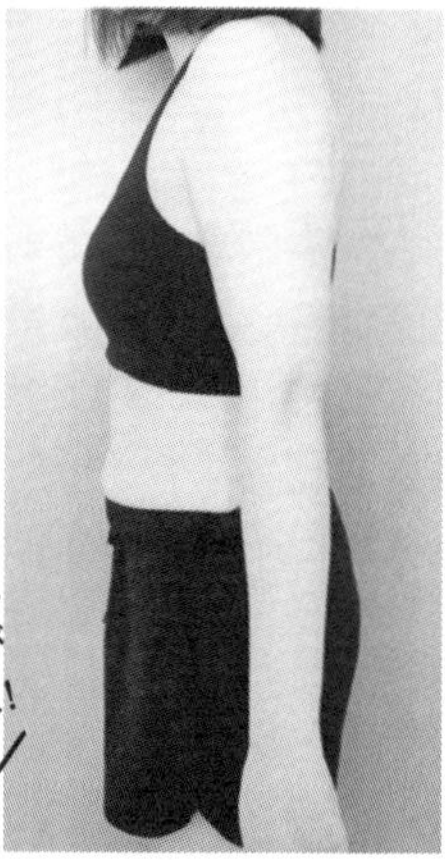

デニムがゆるくなった！

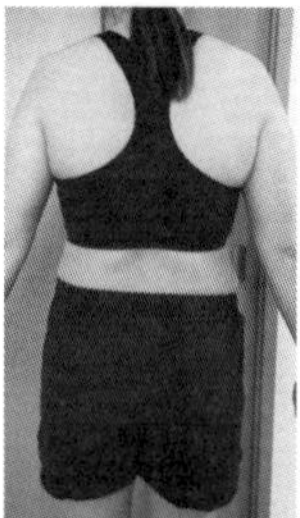

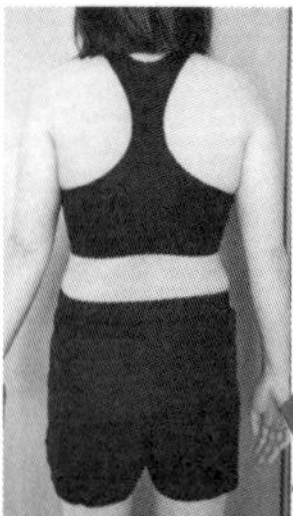

背中もスッキリ！

体重
−3.3kg！

リブレで測定したら血糖値スパイクも改善！

体重	63.0kg	59.7kg
空腹時血糖値	120mg/dℓ	90mg/dℓ
HbA1c	6.7%	5.9%

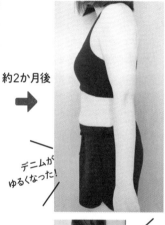

かおりさんの血糖コントロール法

以前は…

- 子どものお昼寝中や寝かしつけの後はお菓子タイム。
- 昼食は揚げ物のお惣菜が多い（唐揚げなど）。
- パンが好き。早食いが課題。
- 運動は子どもを抱っこしながら散歩を毎日20〜60分。

↓

私はこう工夫！

- サラダチキンなど低脂質で高たんぱくな主菜を作り置きして昼食で食べた。
- パンを食べるときは、プロテインや主菜といっしょに食べた。
- 育児の合間に筋トレ。

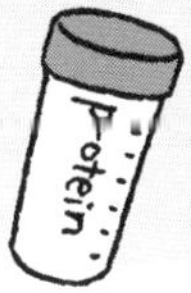
Protein
間食は
プロテインや
高カカオ
チョコに！

感想 普段の食事と楽しむ食事のバランスをとりながらダイエットできた！

妊娠中に妊娠糖尿病になり、産後に糖尿病と診断。産後すぐに体重が減りましたが、子育てする中での食生活でリバウンド。ウエディングフォトを撮影する予定があり、ダイエットを決意しました。昼食はサラダチキンなどを作り置きして自炊し、もち麦玄米ごはんとみそ汁の定食スタイルに。揚げ物を食べたいときは汁ものやサラダを合わせ、大好きなパンを食べるときもプロテインやおかずをいっしょに食べ、“単品食べ”にならないようにしました。また、間食はプロテインや高カカオチョコを食べ、夜のお菓子を控えました。そうして糖質も適度にとると、ドカ食いが抑えられることを実感！　また、運動は子どもと遊びながらスクワット、子どもの昼寝中は背中の筋トレもしました。約２か月後には体重が 3.3kg減り、デニムがゆるくなってウエストの位置ではいていたのに腰ではけるようになりました！

CASE 3

半年の長い体重の維持期から3.6kg減！
食べ順やたんぱく質をしっかりとること、
筋トレも大切だと気づけた！

しょうこさん（34歳・ライバー）　TiK Tok（salt5218）

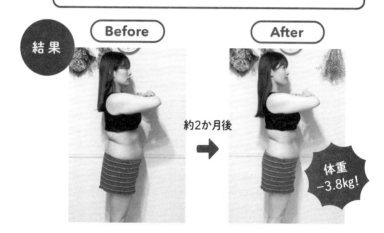

結果

Before

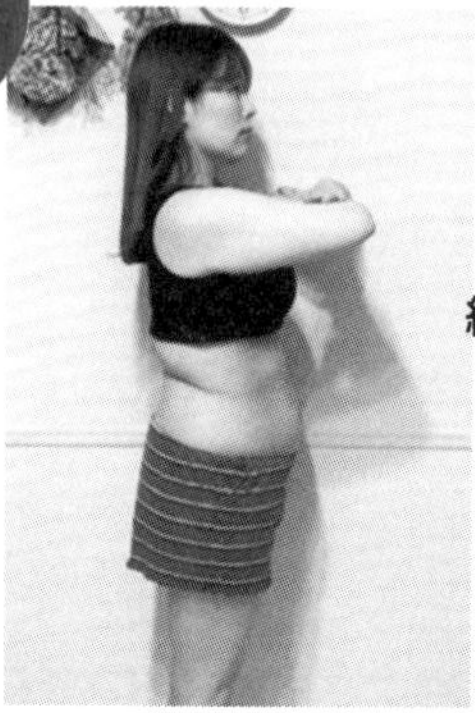

約2か月後

➡

After

体重
－3.8kg！

体重　**70.0kg** ➡ **66.2kg**

感想

たんぱく質の量を意識してとり
食後などに筋トレもスタート！

私は TikTok とふわっちでダイエットのライブ配信をしていて、約 1 年半のダイエット（1 日 2 食・1200kcal、有酸素運動を 1 時間）で 20kg減量しました。でも、それから体重の維持期が半年続いていたので「そろそろやる気を出すか」と、今回挑戦！　摂取カロリーは 1400kcal ほどにし、朝食なしの 1 日 2 食から 3 食にして、朝はプロテインを飲むように。また、昼や夜もたんぱく質の量をチェックしてとり、スープやサラダを最初に食べる食べ順も意識。さらに、有酸素運動だけではなく筋トレを食後などに行いました。約 2 か月後には体重が－3.8kg！　カロリー至上主義でしたが、たんぱく質をとって筋トレするのも大切だと気づきました。

CASE 4

たんぱく質、食べ順を意識してウエスト−16.4cm！

aki101022さん（36歳・営業）

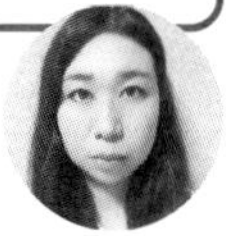

取引先との会食でもサラダから食べる食物繊維ファーストの食べ順にしてゆっくり食べ、焼肉では脂質が少なめの部位を選びました。仕事は車移動が多いのですが、家では食後に筋トレを行い、2か月後にウエストが16.4cmもダウン！　やせて外出が楽しくなりました！

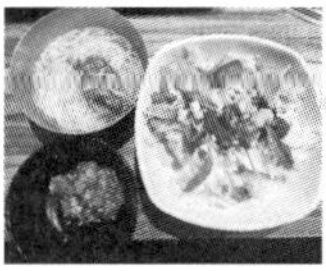

仕事の会食でもサラダから食べるように！

CASE 5

あえて糖質を少し増やし、脂質を減らして停滞脱出へ！

ma1k0829さん（33歳・総務）

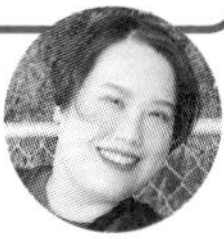

90kgから80kgに減量した後、体重が長く停滞していました。今回のダイエットでは、糖質量を1日120gから150gにし、脂質量もチェック。おかずを炒め物から煮物にしたり、市販のギョーザと自宅で作ったギョーザの脂質の量の違いをチェックしたりしました。糖質を少し増やして脂質を抑えると体重が1.4kg減り、停滞期の脱出への手応えを感じました。

CASE 6

カーボラストの食べ順を徹底し、早食いも改善して体重−5.0kg！

saori851さん（53歳・事務）

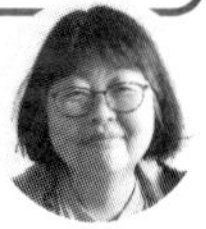

炭水化物（ごはん、パン、麺）を最後に食べる食べ順を徹底してゆっくり食べるように。また、おやつは糖質が控えめのおからシフォン、あんこ、オートミールケーキなどを手作り。約2か月後には体重が73kgから68kgになり5kgダウン！　さらに、夜間の頻尿がなくなり睡眠の質も向上しました。ダイエットを継続して睡眠時無呼吸症候群も改善したいです。

CASE 7

出張で外食が多かったけれど体重−4.7kg！ウエスト−8.0cm！

樋口さん（54歳・会社経営）

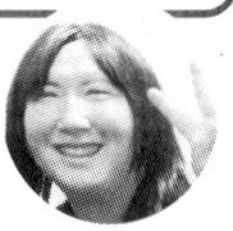

コンビニではおにぎり1個（糖質）に蒸し鶏のサラダ、ゆで卵（たんぱく質）を組み合わせ、サラダと卵から食べるように。また、おやつは糖質10gほどのロカボなワッフルをチョイス。体重は65kgから60.3kgになって−4.7kg、ウエストは8cmもサイズダウンしました！

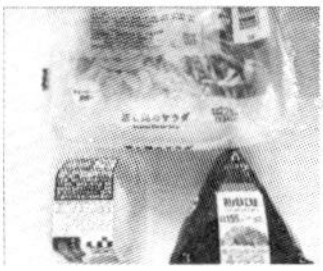

コンビニごはんはたんぱく質をプラスしました

「血糖おじさん」って何者!?

Q　血糖おじさんは、ホントに医者なの？

A　はい。糖尿病専門医として活動しています。
多いときは、年間4000件ほどの患者さんを診てきました。

　昨年、専門医試験を受けて糖尿病専門医になりました。
　僕が外来診療で心がけていることは、お医者さまという感じでエラそうにせず、自分から口を開いて患者さんのことを「好き」と思って楽しくお話しすること。ちょっと気持ち悪いですかね（笑）。病院の事務さんからは、「先生の診察室からはゲラゲラ笑い声が聞こえるね」なんて言われたこともあります。

　僕は、患者さんが実践しているダイエット法や運動法のことを頭ごなしに否定せず、価値観をすり合わせながら診察しています。糖尿病を放置することによる合併症を防ぐには、医者ギライにならず、通院を続けていただくことが重要だからです。

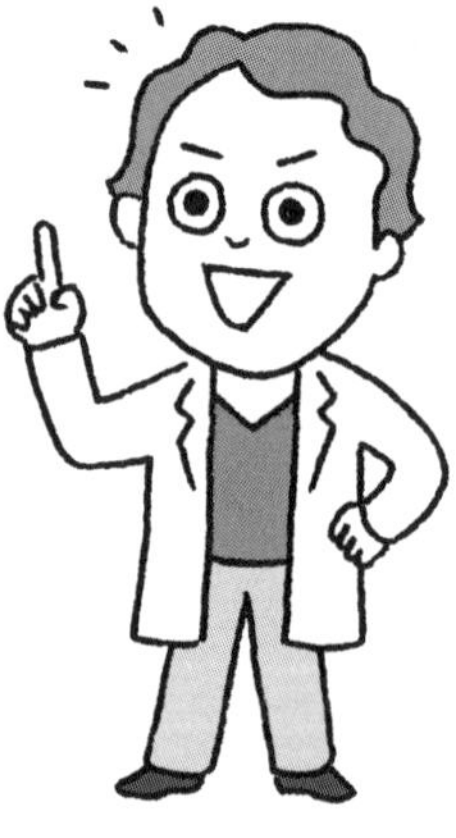

　糖尿病専門医として一番大事なのは、患者さんの食事改善や運動のモチベーションを上げることだと考えています。

ダイエット・健康ジャンルの Instagram、YouTubeで 注目度急上昇！

Q なんで糖尿病専門医になったの？

A **高校生のころ、医師の父が２型糖尿病になって苦しんでいる姿を見たことが糖尿病専門医をめざしたきっかけです。**

食べることが大好きだった父。当時のHbA1c※の数値は12％で糖尿病が重症化しており、好きなものが食べられず悶え苦しみ、自信をなくしていました。

でも、僕がすごいなと思ったのは、父は絶望から立ち上がり、糖質制限ブームの前から自ら海外の文献を探して読み込み、**糖質をコントロールする食事で血糖値を改善して自信を取り戻したことです**（現在のHbA1cは6％ほど）。

高校時代から、母の糖質オフの料理、野菜料理がたくさん並んでいたわが家の食卓。**野菜サラダを最初に食べる血糖コントロールの食べ順を父にすすめられ、骨の髄まで習慣になりました**（笑）。

僕自身、食べることが好きで太りやすく、父が糖尿病で遺伝的リスクを抱えている身。患者さん、読者のみなさん、そして自分の健康管理のためにもエビデンスにもとづいた血糖コントロール法やダイエット法の知識をつけて引き出しをたくさん持ち、お伝えしていきたいと考えています。

※HbA1c（ヘモグロビンエーワンシー）とは…過去1～2か月の血糖値の平均を表す指標。HbA1cの正常範囲は4.6～6.2％（P.186）。

Q なぜInstagramやYouTubeで ダイエット・健康の情報発信をはじめたの？

A 診察では伝えきれない食事改善や運動の方法を患者さんにお伝えし、モチベーションを上げるためです。

外来診療の時間は限られており、3時間で30人ほどを診なければいけないことがあります。そうなると患者さん1人とお話しできる時間はたった5分。糖尿病の治療には食事改善や運動が重要なのですが、その方法について伝えたいことの1割も患者さんに伝えられていない…。そんなもどかしさを感じていました（次の診察まで3か月空いてしまう場合も）。

次の診察まで患者さんの食事改善や運動へのモチベーションを維持したい。今、健康なみなさんにも血糖値に関心を持ってもらい、糖尿病の予防につなげてもらいたい。そんな思いから、InstagramやYouTubeで血糖コントロールと健康・ダイエットについての情報発信をはじめました。

僕のYouTubeを見てくださった患者さんからは「先生、早口ねぇ」と愛あるツッコミをいただいたり、「先生のInstagram、フォローしているよ。でも、先生の顔が出てくると食欲がうせるわ」なんて言われたりします（うれしいやら、悲しいやら!?）。忙しい毎日ですが、僕の紹介した血糖コントロール法やダイエット法を実践した方からの、減量成功や血糖値の数値が改善したという声が力になっています。

僕が「血糖おじさん」と名乗っているのは、みなさんに親しみを持っていただきたいから。友だち感覚で、「けつおじ」と呼んでいただければうれしいです！

＼ 健康な人にも血糖値に関心を持ってほしい！ ／

医師の僕が体当たりで食べて飲んで血糖値をさらしています

フォロワー 約11万人

Instagram

たんぱく質ファーストの食べ方をすると血糖値の変化がゆるやかに

食後に運動すると血糖値スパイクの山がつぶれた！

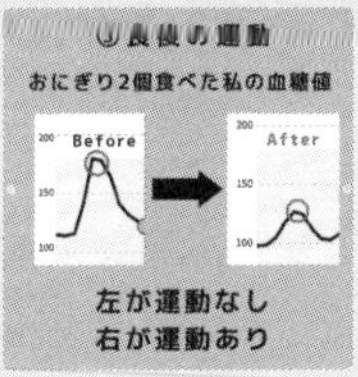

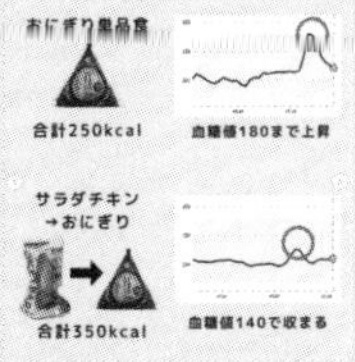

食べる順番の工夫や食後の運動で血糖値スパイクをつぶせるか？　こってり系のラーメン、フライドポテトを食べた後の血糖値の変化など、健康なみなさんにも血糖値に興味を持ってもらえるテーマを選んでいます。

チャンネル登録者数 約16万人

YouTube

血糖値スパイクを引き起こしやすい食事って!?

コンビニ飯で栄養バランスを整えるには？

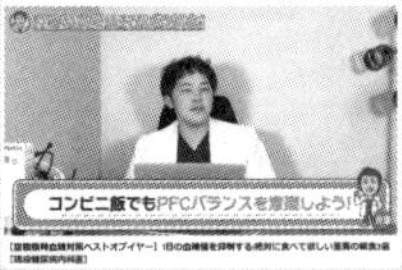

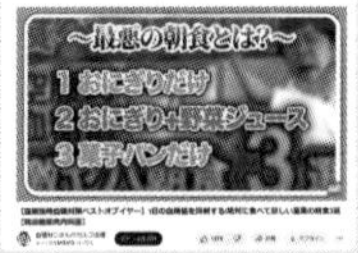

〜最悪の朝食とは?〜
1 おにぎりだけ
2 おにぎり+野菜ジュース
3 菓子パンだけ

「体重が7kg落ちた」「HbA1cが10.5％から5.7％に下がった」など、動画の血糖コントロールの食事や運動を実践し、減量成功や血糖値などの数値が改善したという視聴者さんからの声が活動のはげみになっています。

第1章 血糖コントロールダイエットの基本
ダイエット成功の道へ迷わず進める! 3つのコントロール法

第2章 ダイエット・健康と血糖値の深過ぎる関係

血糖コントロールでやせる理由

第3章 甘いもの、ごはん、パンもOK! 糖質をとりながらやせる方法

量のコントロール法

第4章 時間・食べ順のコントロール
空腹感と闘わずに脂肪を減らす食べ方

この本について（注意点など）

- 本書は、ダイエットを意識している方、血糖値が気になっている方、血糖値が高めの方（糖尿病予備軍の可能性がある）に向けた方法を紹介しています。糖尿病などの持病があり心配な場合は、ダイエットを行う前に主治医に相談をしてください。

- 本書の本文の「糖尿病」は、生活習慣（糖質や脂質に偏った食事、運動不足）や遺伝因子などが原因で起こる「2 型糖尿病」をさします。糖尿病の種類については P.187 へ。

- 肥満症（BMI 判定が 25 以上の肥満で内臓脂肪が多く、2 型糖尿病、脂質異常症、高血圧などの健康障害がある）の場合、医師の指導のもと基礎代謝以下の摂取カロリーで減量することもあります。

- 運動についての注意点は P.167 へ。

- 著者の食後血糖値の変動の測定機器は、『FreeStyleリブレ』を使用しました。上腕の後ろ側にセンサーを装着し、間質液中のブドウ糖（グルコース）の濃度を毎分測定して 15 分ごとに最適化された平均値を記録するものです。食後の血糖値の数値は個人差があります。

第1章

血糖コントロールダイエットの基本

ダイエット成功の道へ迷わず進める！3つのコントロール法

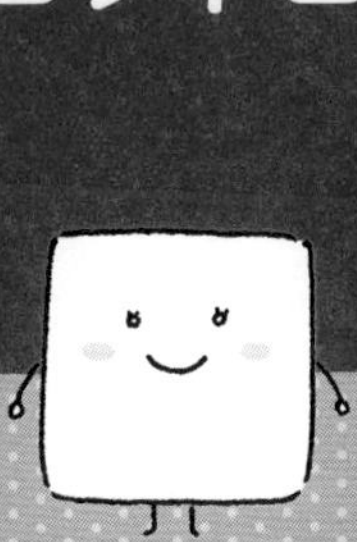

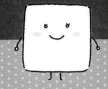

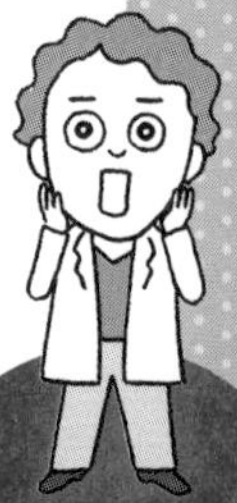

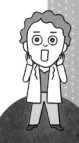

なかなかやせられない…自分を責めて自己肯定感が下がっていませんか？

糖質制限やカロリー制限、筋トレや有酸素運動など、ダイエットの理想論はわかっていても実生活で続けられず、「やせられない自分はダメだ」と自己否定していないでしょうか。これは、糖尿病の患者さんにもよく見られることで、診察室に入ってこられるなり「先生、すみません…」と、あいさつのように謝られる方が多いんです。「仕事が忙しくて運動できませんでした」「今月は飲み会が多くて…」と申し訳なさそうにおっしゃいますが、うまく生活改善できなかったからといって、医者に謝る必要はないと思います。人間なんだから、たまにハメを外して食べ過ぎることだってありますし、運動をサボりたくなることもありますよね（医師の僕だってそうです。笑）。**ダイエットが続かないのは、自分に合う方法で実践していないからです。**

診察室でのワンシーン

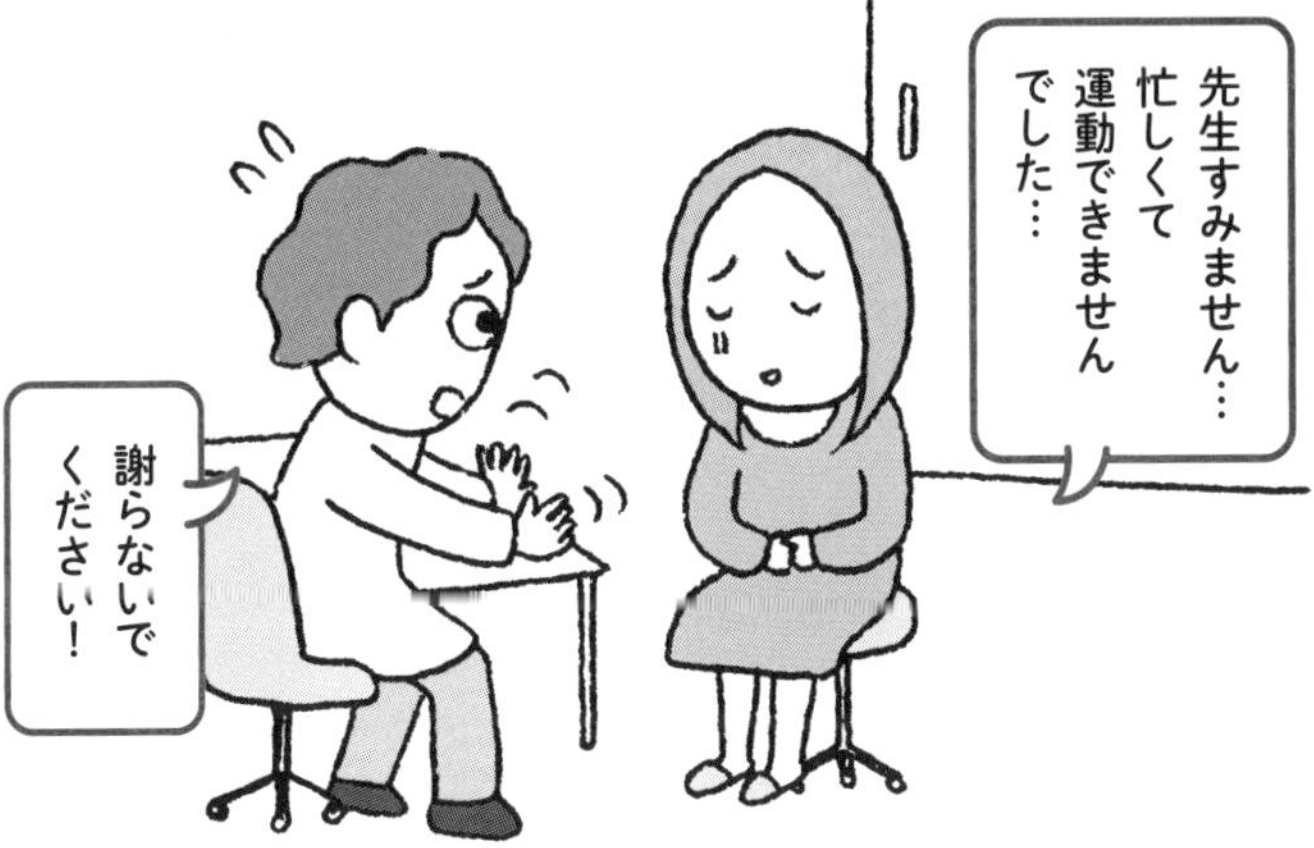
先生すみません…
忙しくて
運動できません
でした…
謝らないで
ください！

ダイエットと2型糖尿病の治療はよく似ていて、食事改善と運動が重要です。「１日１６００ｋｃａｌ以内にして、運動してください」と、医者に言われたとして、でもその指導にとらわれて好きなものが食べられず、運動を続けられないことで自責の念に駆られたらつらいですよね。**好きなものが適度に食べられ、実生活に組み込みやすい食事改善・運動のダイエット法**を選べば、無理なく継続できて自己肯定感もアップ。ダイエットが成功し、血糖値などの数値も改善しやすくなるのです。

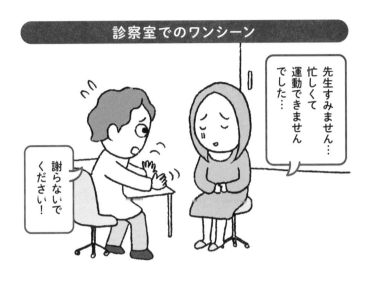

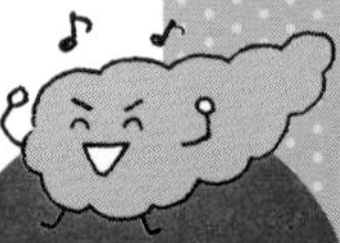

ダイエットは無理して１００点をとるより マイペースに70点をとり続ければいい

あなたは、ダイエットするなら「短期でがんばって結果を出したい派」ですか？　それとも「コツコツ継続派」ですか？　僕は短期でやせたいほうなので前者の気持ちもよくわかるのですが、ダイエットも糖尿病の生活習慣の改善も１００点をとろうとがんばり過ぎるとガス欠してしまい、リバウンドにつながります。

また、「急激にやせる、太る」を繰り返し、体重や血糖値の変動が激しくなるのは体にとって大きな負担。血糖値の乱高下は自律神経のバランスを崩して倦怠感などの不調を招き、血管にもじわじわダメージを与えて動脈硬化の進行や、脳梗塞、心筋梗塞のリスクを上げます。だから、**ダイエットは自分に合う方法を選び、70点をとり続ける気持ちでダラダラと継続するぐらいのほうが健康にもいい**のです。

ダイエットも糖尿病治療も食事の改善、運動が第一

理想論

- □ カロリー制限、糖質制限、PFC（3大栄養）バランスの整った食事
- □ 運動習慣（筋トレ、有酸素運動）など

でも!!

↓

現実には…

- □ 多くの人が理想論はわかっていても実生活で行動に移せない
- □ ダイエットで100点をとろうとするとガス欠して続かない

↓

だから、血糖おじさんはこう考える！

理想論をいかに現実の生活、
自分の食の好みに落とし込み、
コントロールするかが
ダイエット成功のカギなんです！

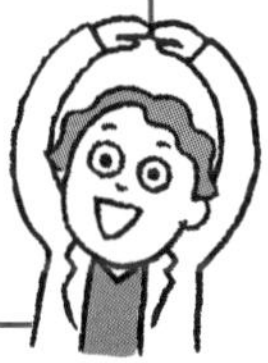

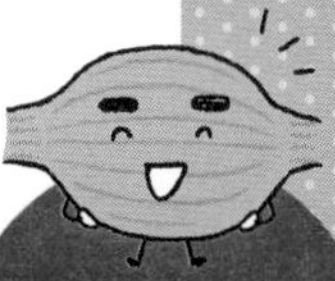

3つのコントロールをすれば ダイエットでガス欠しない!

世の中にはダイエット法が無限にあり、何をすればいいのか迷っている人は多いでしょう。ダイエット迷子にならずに減量成功への道に進めるよう、**血糖コントロールダイエットの3つの要素**を次のページにまとめました。

よく、「何を食べればやせますか?」と質問を受けるのですが、「**③メニュー選び**」だけではなく、「**①量**」「**②時間・食べ順**」も血糖コントロールの要素。たとえば、健康によいといわれる食品のオートミールも、1食で大量に食べたり、空腹時に早食いしたりすれば、血糖値を爆上げして脂肪がつきやすくなります。

まず、この3つを自分の食生活に落とし込んで、車のハンドルを操作するように血糖コントロールダイエットを進め、脂肪を落としていきましょう!

ダイエット成功へ進むハンドル 3つのコントロール

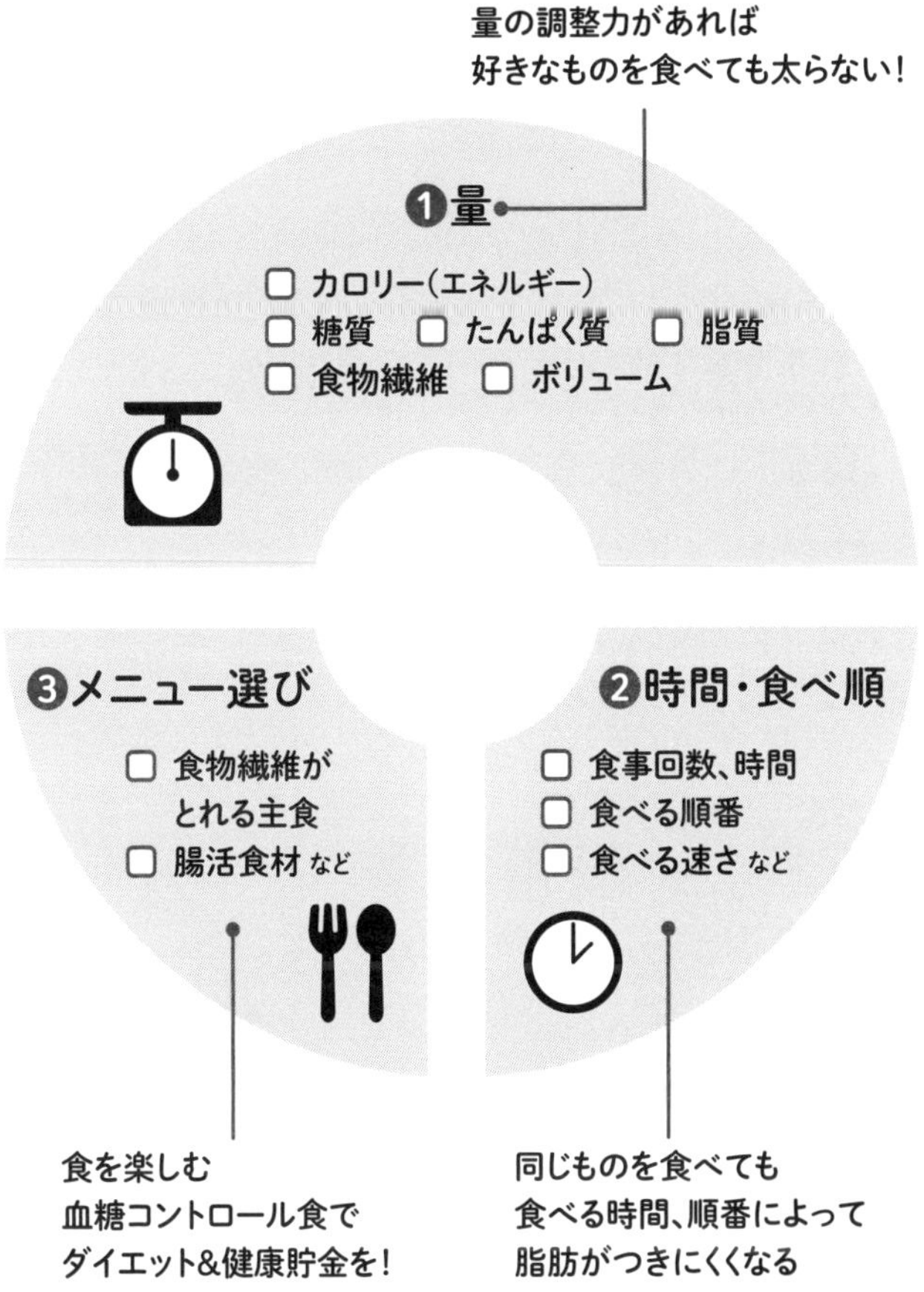
量の調整力があれば
好きなものを食べても太らない！
❶量
□ カロリー（エネルギー）
□ 糖質　□ たんぱく質　□ 脂質
□ 食物繊維　□ ボリューム
❸メニュー選び
□ 食物繊維が
とれる主食
□ 腸活食材 など
❷時間・食べ順
□ 食事回数、時間
□ 食べる順番
□ 食べる速さ など
食を楽しむ
血糖コントロール食で
ダイエット&健康貯金を！
同じものを食べても
食べる時間、順番によって
脂肪がつきにくくなる

まずはじめたいこと

❶量

コンビニおにぎり1個に相当する主食の糖質量をざっくり覚えておく

太りにくい主食の1食の適量は、コンビニのおにぎりなら1個（ごはん100g）。この糖質量をほかの主食に当てはめ、量を調整するときの基準にします。

おにぎり1個

白米ごはん100g

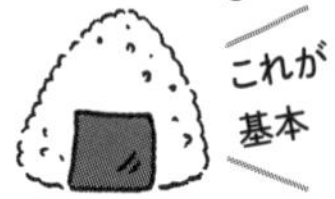

糖質 約40g

この糖質量、ほかの主食に当てはめると…

白米ごはん

茶碗小盛り1杯分（100g）

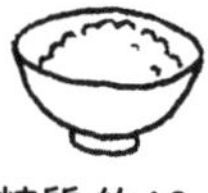

糖質 約40g

食パン

6枚切り1枚（60g）

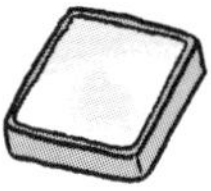

糖質 約30g

中華麺（ゆで）

約1/2玉（100g）

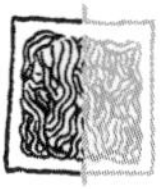

糖質 約30g

野菜ジュース

1本（200ml）

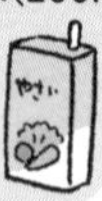

糖質 約15g

スポーツ飲料

1本（500ml）

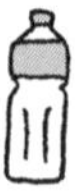

糖質 約25g

見逃しやすいのが飲み物の糖質量。野菜ジュース、加糖の飲料などの栄養成分は、ほぼ炭水化物（おもに糖質）！

※糖質量は商品によって異なります。

おにぎりを1個食べて加糖ジュースを1本飲むとごはん1杯（150g）と同じぐらいの糖質量になることも！

ダイエット発進前にざっくり知っておこう

3つのコントロールで

❷時間・食べ順

血糖コントロールには
1日2食より3食
たんぱく質・食物繊維ファーストを

1日の血糖値の変動を安定させるには、朝食なしの1日2食より1日3食が有利。また、主食よりも肉・魚、野菜のおかずを先に食べる順番を習慣化しましょう。

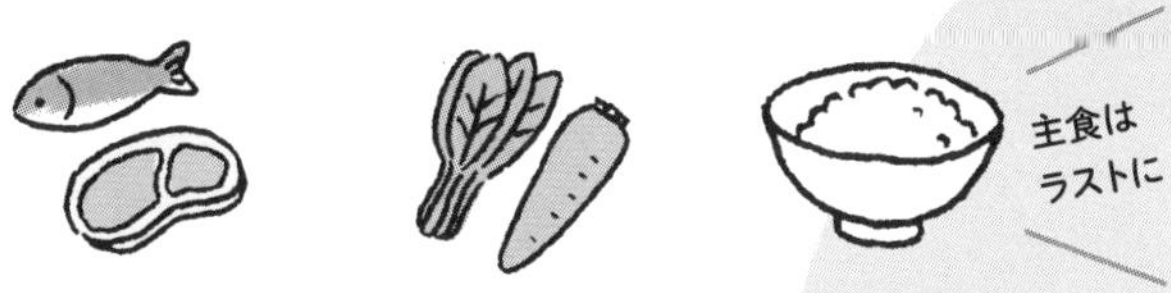

肉・魚
（たんぱく質）

野菜、きのこ、海藻
（食物繊維）

ごはん
（糖質）

❸メニュー選び

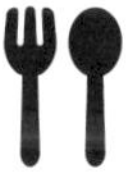

日常は食物繊維が多い主食、
腸内環境を整えるメニューを選び、
たまにはお楽しみ食でダイエットをお休み

普段は血糖値の上昇を抑える食物繊維を含む主食、腸活食材のメニューをチョイス。たまには好きなものを食べ、日常に戻ったときにカロリーや糖質量の調整を。

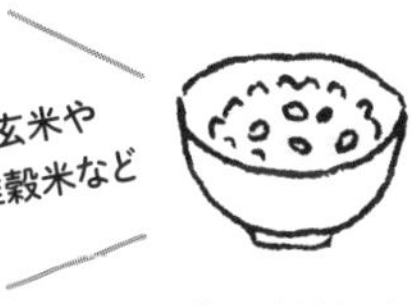

食物繊維が
多い主食

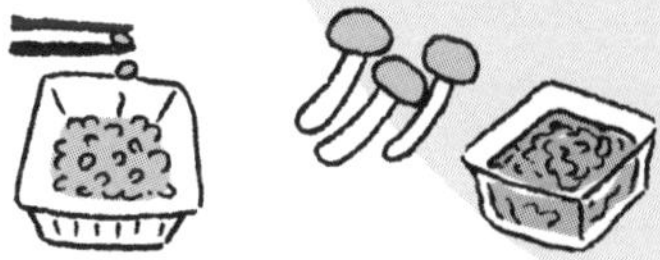

腸を元気にする食品

発酵食品　食物繊維

ハードワーカーで甘いもの、ラーメン好きな医師 血糖おじさんの

血糖コントロール生活、見せます！

血糖コントロールダイエットは忙しい毎日でもできる簡単な方法。僕が当直と日中勤務の日に実践していることを公開します！

朝食はたんぱく質がワンボウルでとれる納豆卵かけごはん

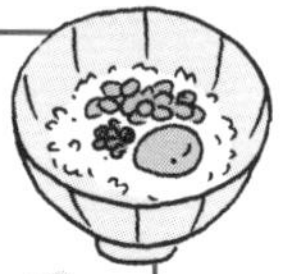

朝は冷凍ごはん100〜150gをレンチン。納豆と卵をのせるだけで、“朝たんぱく質”（P.16）の朝食が完成！

当直勤務の日

週2〜3回、当直勤務があるときも。2〜3食は病院で食べるので、血糖コントロールのお助け食材を持って職場へ。

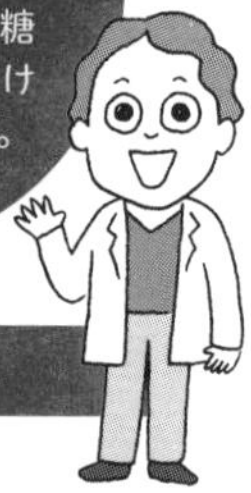

朝食

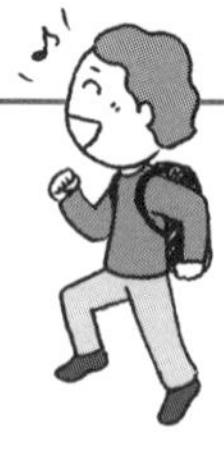

当直ごはんの“血糖コントロールお助けセット”をリュックに詰めて病院に出勤

当直の日は病院からお弁当が支給されますが、それを2〜3食、全て食べると高カロリー＆高糖質になるので、血糖コントロールを助ける食材を持って行って量を調整します。

リュックの中身

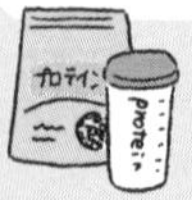

プロテインの粉（袋ごと）＆シェイカー

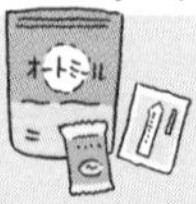

オートミール（袋ごと）＆インスタントスープの素（チゲなど）、お茶漬けの素

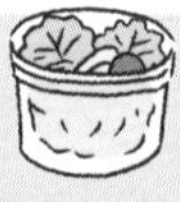

保存容器に入れた野菜サラダ

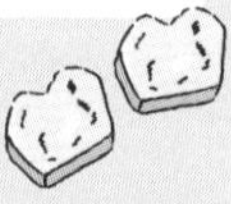

オートミールケーキ2切れ（P.158）

ランチ前のコーヒーで血糖値スパイク対策

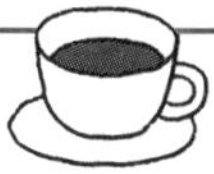

コーヒーのクロロゲン酸の食後血糖値の抑制効果を期待して、あえて食前に飲みます(P.17)。

昼食は病院支給のお弁当に野菜サラダをプラス

❷肉のおかずとごはん半分を交互に食べる

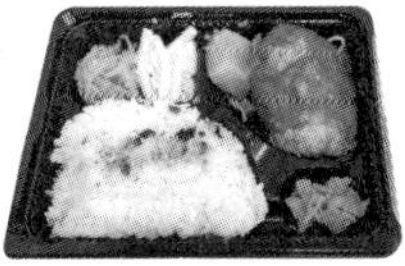

❶野菜サラダを最初に食べる

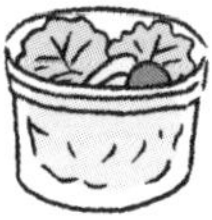

❸最後に残り半分のごはんを食べる

この日はハンバーグ弁当。野菜サラダを最初に食べ切り、左のように半分カーボラストの食べ方に。野菜サラダの空いた容器は、洗って夕食のオートミールがゆを作るときに使います。

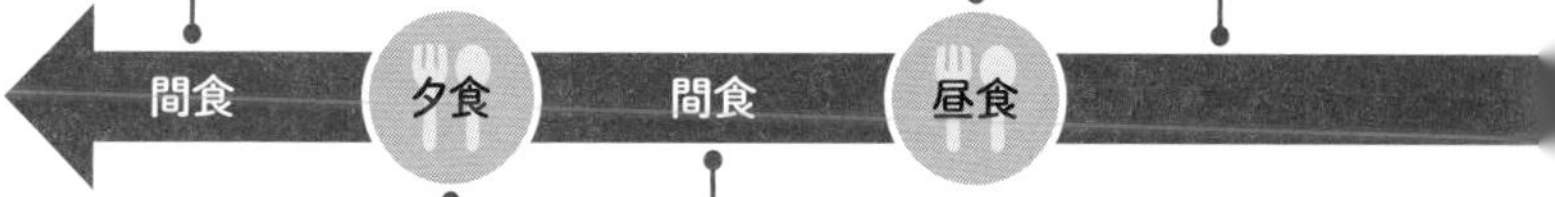

夕食前(休憩中)にプロテインを作ってゴクリ

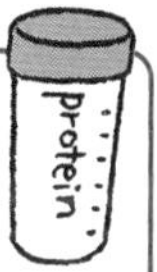

甘い系プロテインは甘いもの欲が満たされるのでお菓子に手が伸びません。間食でもたんぱく質をとることで筋肉の分解を抑えられます。

夕食はオートミールがゆで軽めにし、量(カロリー、糖質)を調整

昼に高カロリーなハンバーグ弁当を食べたので、夕食はカロリーを控えめに。オートミールがゆは、お茶漬けの素、卵スープの素、コーンスープで作ってもOK。

作り方

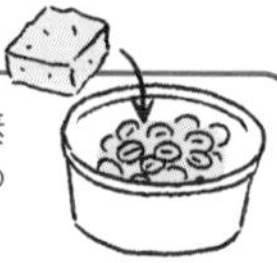

空いた保存容器(耐熱)にオートミール50g、インスタントスープの素(チゲなど好みの味orお茶漬けの素)、水を入れ(オートミールが浸るぐらいの量)フタをずらしてのせ、電子レンジ(600W)で1分半加熱。

深夜に甘いものが食べたくなったらオートミールケーキをパクリ

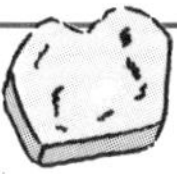

妻が作ってくれたオートミールケーキを深夜の小腹満たしに。血糖値の上がり方がゆるやかでした。

日中勤務の日

基本的に朝食は軽めに済ませ、ランチは外食、夕食は家で家族といっしょにゆっくり食べるようにしています。

朝食

寝坊した朝は、シナモンデニッシュ味のプロテインにりんご酢、イヌリンをプラス

ギリギリまで寝たい朝は、さっと作れてたんぱく質が補給できるプロテインを朝食に。気に入っているのがシナモンデニッシュ味のプロテインで、りんご酢をプラスするとアップルパイ風に。水溶性食物繊維がとれるイヌリンも加えます。

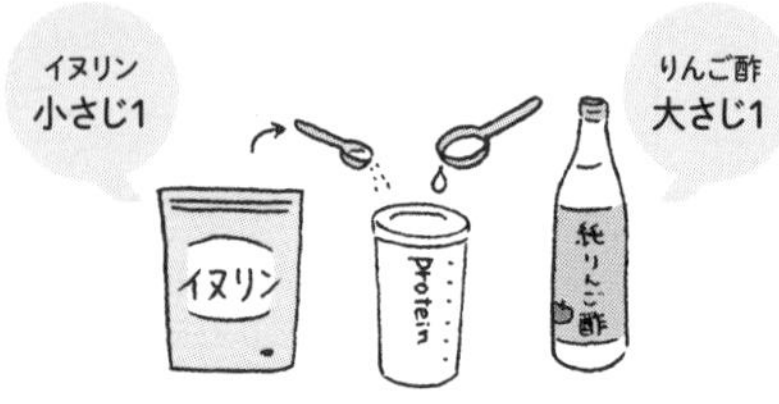
イヌリン
小さじ1
イヌリン
Protein
りんご酢
大さじ1
純りんご酢

作り方

好みの味のプロテインに、りんご酢大さじ1、イヌリン小さじ1（5gほど）、水を加え、ふたを閉じてシェイクする。

昼食

この日のランチは楽しみのラーメン！ トッピングと食べ順の工夫、食後の散歩で血糖コントロール

大好きなラーメンを注文するときは、たんぱく質がとれるチャーシュー、味玉、食物繊維がとれる野菜、わかめ、メンマなどをトッピングして先食べ。糖質の麺をラストに食べる“食べ順”を実践して血糖値の上昇をゆるやかに。

＼ チャーシュー、味玉、野菜を先食べ！ ／

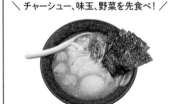

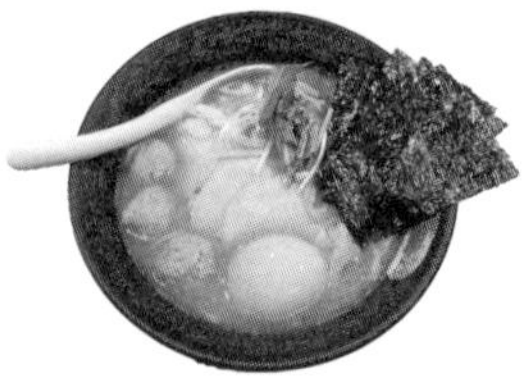

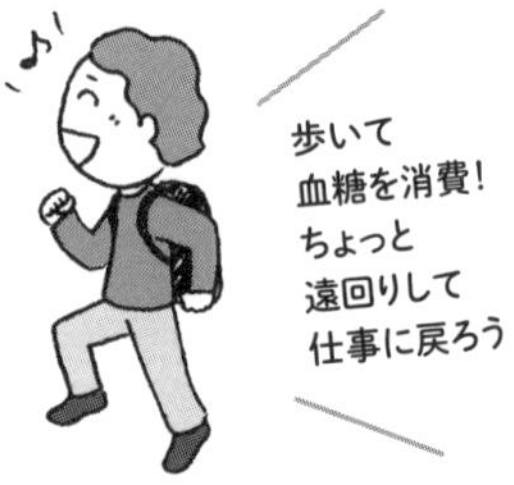
歩いて
血糖を消費！
ちょっと
遠回りして
仕事に戻ろう

間食

勤務の合間に水をこまめに摂取

0kcalの人工甘味料入り飲み物は卒業し、水か無糖のお茶で水分補給するようにしています。

おなかが空いたら冷凍ブルーベリー

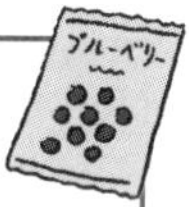

コンビニでも買える冷凍ブルーベリーを職場の冷蔵庫に入れておき、休憩中の間食に。糖質が控えめで抗酸化作用のあるアントシアニンがとれます。

夕食

夕食の家ごはんでは、もずく酢、キムチ、山盛りサラダを先食べ

妻が作ってくれた夕食を。もずく酢とキムチを最初に食べ、次に野菜サラダを食べ切ってから、主菜、主食の順に食べます。野菜から食べないと落ち着きません(笑)。

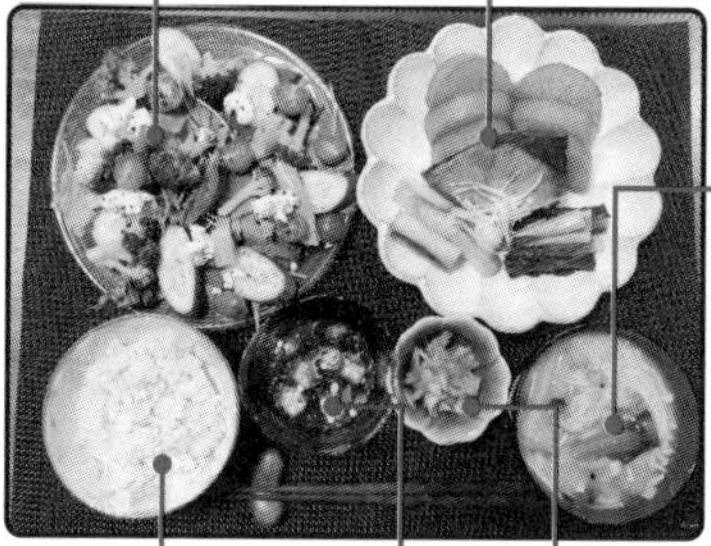

山盛りサラダ

肉や魚のおかず
たんぱく質を足したい場合、納豆や味玉をプラス。

具だくさんみそ汁
野菜、海藻、きのこなど食物繊維がとれる食材を具に。

玄米ごはん(白米の日も)
玄米ごはんは、精製された白米より血糖値の上昇がゆるやか。

もずく酢　**キムチ**

夕食後は愛犬の散歩へ

夕食後はゴロゴロしたいところですが、愛犬の散歩へ。食後に歩いて血糖値を測定してみると、本当に血糖値の上がり方がゆるやかになります。

血糖おじさんの振り返り

血糖コントロールは食事に加えて運動も超大事!

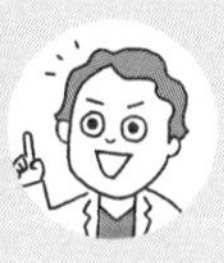

1日を振り返ると、忙しい中でもできる血糖コントロールの小さな行動がたくさん!　僕は太りやすい体質ですが、食事の工夫に加えて愛犬の散歩、ときどき筋トレもして体重を維持しています。

Column 1

血糖おじさんよりメッセージ

妊娠糖尿病を経験した方へ

自分を責めなくて大丈夫。
ぜひご家族といっしょに
血糖コントロール生活を！

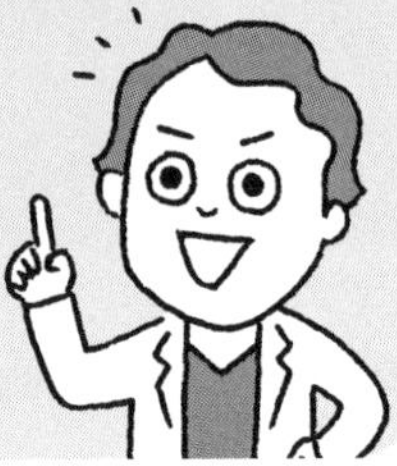

妊娠中は、おなかの赤ちゃんに糖を届けて育てるために血糖値が下がりにくくなります。また、肥満ではなくても、糖尿病の遺伝因子、高齢出産などで妊娠中に糖代謝異常が起こる可能性もあります。だから、妊娠糖尿病になっても自分を責めなくていいんです。大切なのは、産後も健診を毎年受けること。体脂肪の蓄積は高血糖を招くので、ご自身やご家族の健康のためにもこの本でカロリーや糖質の量、食べ順、運動などの知識をつけ、血糖コントロールを実践しましょう！

第2章

血糖コントロールでやせる理由

ダイエット・健康と血糖値の深過ぎる関係

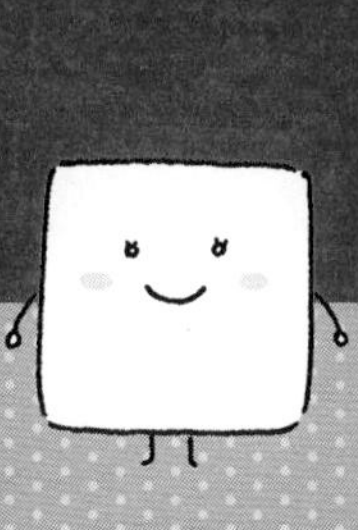

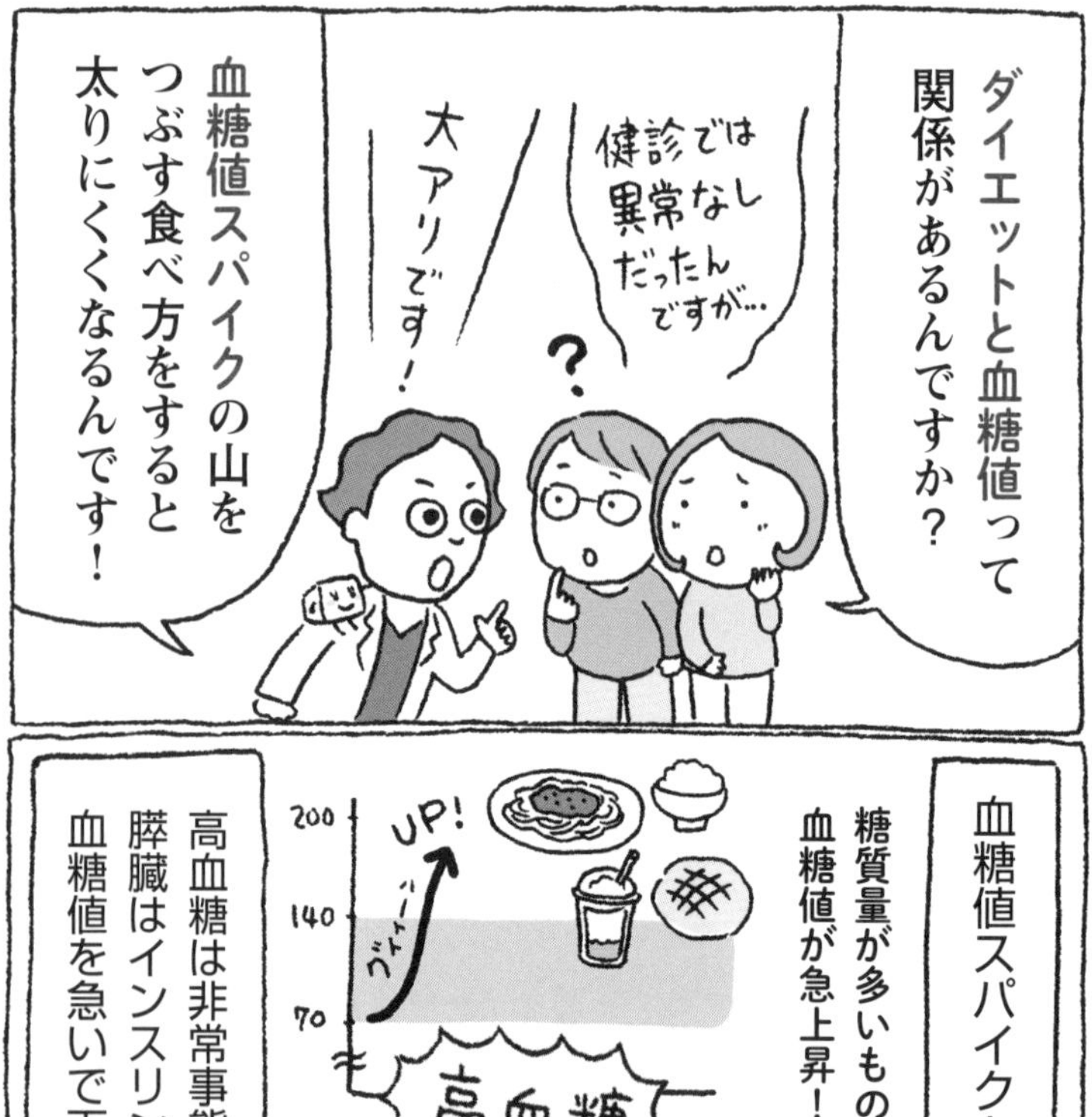
ダイエットと血糖値って関係があるんですか？
健診では異常なしだったんですが…
？
大アリです！
血糖値スパイクの山をつぶす食べ方をすると太りにくくなるんです！
血糖値スパイクとは
糖質量が多いものを早食いすると血糖値が急上昇！
200
140
70
UP!
ヴィーン
高血糖
血管の中のイメージ
ワラ
ワラ
ワラ
血糖
高血糖は非常事態!! 膵臓はインスリンを大量に分泌して血糖値を急いで下げようとします
キャアア〜
インスリンをたくさん出して早く血糖値を下げなくちゃ
膵臓
健診では見つかりにくいので要注意です！

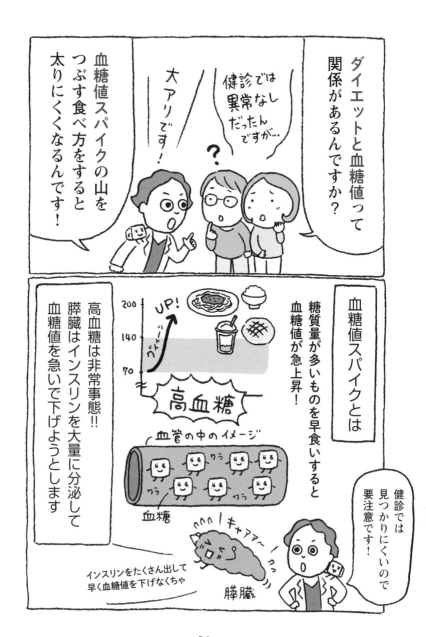

その後、大量のインスリンの働きで
血糖は細胞へとぶち込まれ
血糖値が急降下するんです
200
140
70
この山が血糖値スパイク
down
反応性低血糖
行けー
血糖
インスリン
筋肉
肝臓
体脂肪
・眠気に襲われて集中力ダウン
・空腹を感じて余分な間食が増える
・脂肪がつきやすくなる
思い当たるんだよな〜
食後の血糖値の変化を
ゆるやかにすれば
食欲をコントロールできて
脂肪もつきにくくなります
正常な範囲の血糖値
200
140
70
・空腹を感じにくくなる
・血糖を消費する時間をかせげる
血糖値をゆっくり下げよう
血糖コントロールはじめたいです！

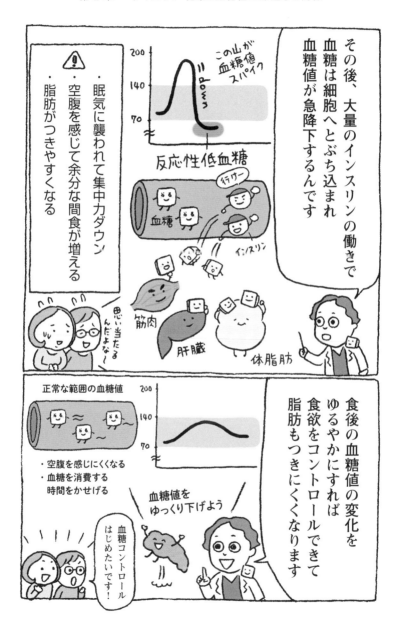

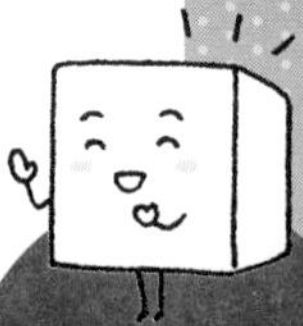

血糖値は高過ぎも、低過ぎもＮＧ！正常な範囲で変動することが理想

体を動かす、思考をする、臓器を働かせるなど、生きるための細胞活動のメインのエネルギー源が、血液の中を流れているブドウ糖（グルコース）です。血中のブドウ糖の濃度を表すのが血糖値。健康な人の血糖値は、空腹時から食後を含めて70～１４０mg／dℓ未満の正常な範囲を変動しています。じつは体にとって、**高血糖も低血糖も非常事態で、ダイエットや健康へ悪影響を及ぼす**（P.57下段）のです。

食事で血糖値が上がり過ぎたときに、体内でせっせと働くのが膵臓です。**膵臓からインスリンが分泌されると細胞に糖が取り込まれ、血糖値が下がります。**また、血糖値が下がり過ぎると、体は肝臓や筋肉に貯蔵されたグリコーゲン、筋肉や体脂肪を分解して血糖を補充し、血糖値を正常な範囲に保ちます。

血糖値とは?

血液中のブドウ糖(グルコース)の濃度のこと

食後に上がった血糖値を下げる
“唯一”のホルモンが
膵臓から分泌されるインスリン

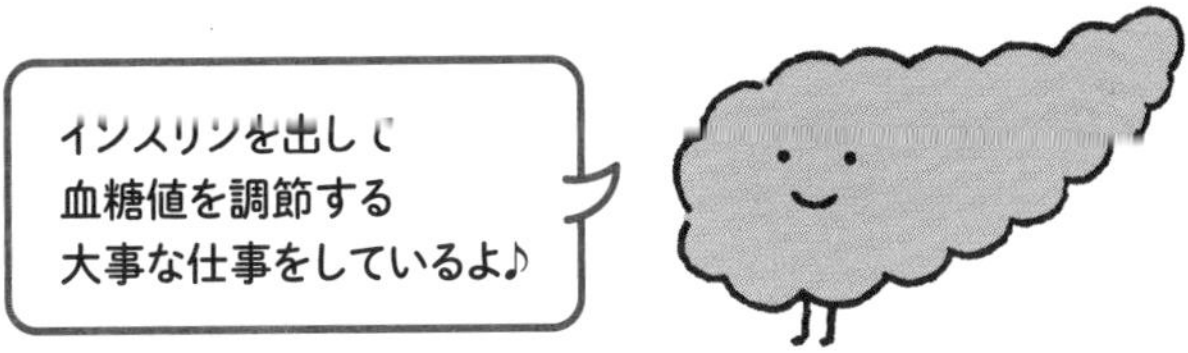
インスリンを出して
血糖値を調節する
大事な仕事をしているよ♪

140　70　(mg/dℓ)

高血糖	正常な範囲の血糖値	低血糖
□ 脂肪がつきやすい	□ 脂肪がつきにくい	□ 強い空腹感
□ 免疫力の低下	□ 筋肉の分解を抑えられる	□ 眠気
□ 血管にダメージ(動脈硬化など)	□ 空腹を感じにくい	□ 倦怠感
□ 糖尿病を招く	□ 健康を維持	□ 手のふるえ
		□ 冷や汗

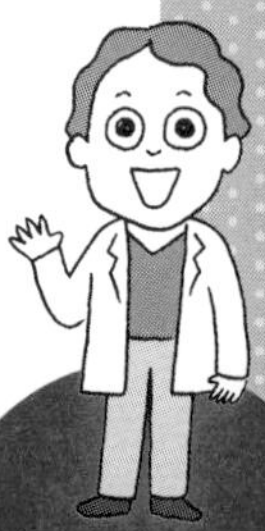

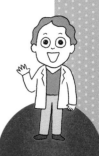

血糖値の変動の大きな山が食事。〝食べ方〟の工夫で血糖コントロールができる！

1日の中で血糖値が大きく上がるタイミングが朝・昼・夕の食事で、次のページのように変動の山ができます。血糖値の変動の山が高くなり過ぎて高血糖になると、インスリンが大量に分泌され、脂肪が蓄積しやすくなります。その後、血糖値が急降下すると強い空腹感が出て間食が増加。また、血糖不足を補うために体脂肪だけではなく筋肉まで分解され、代謝が低下するという落とし穴も待っているのです。

このダイエットの落とし穴を回避できるのが、血糖コントロールダイエット。**3つのコントロール**（P.44）**の食べ方の工夫で食後の血糖値の変動の山をなだらかにすると脂肪がつきにくくなり、筋肉量の減少も抑えられ、さらに食欲もコントロール**できてダイエットがスムーズに進みます。

1日の血糖値の変動
（健康な人※の変動イメージ）

※糖尿病の気のない正常な人

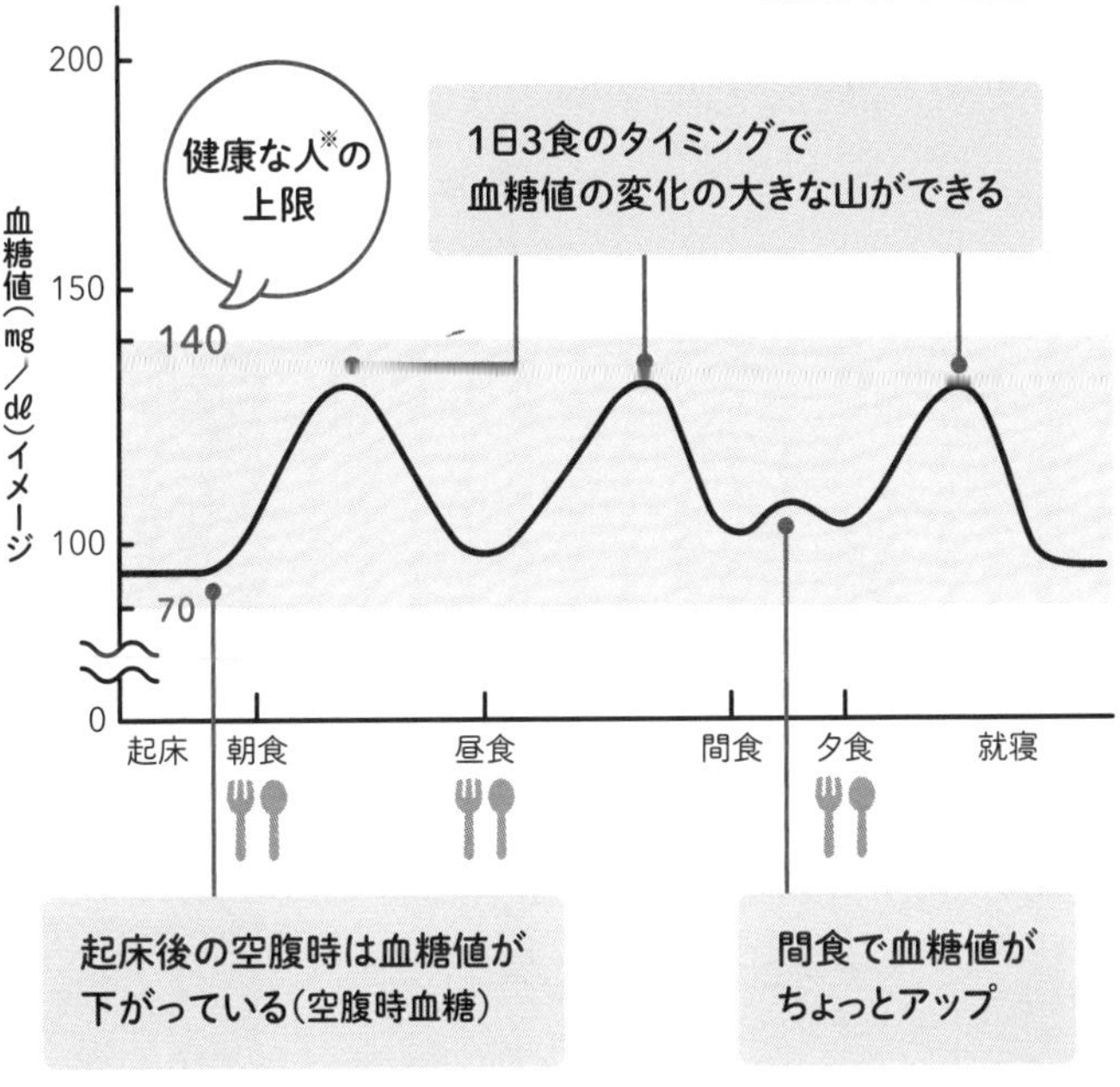

血糖値が正常な範囲で変動するよう、
食べ方を工夫しよう！

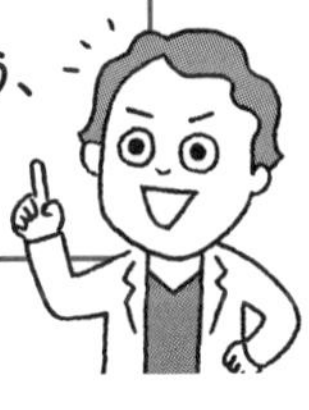

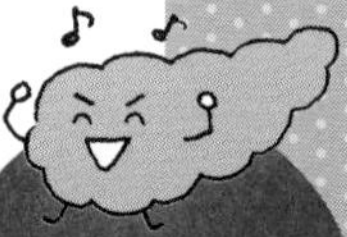

食べてすぐに血糖値を上げるのは〝糖質〟。たんぱく質、脂質はじわじわ血糖値を上げる

エネルギー源になる炭水化物（おもに糖質）、たんぱく質、脂質の3大栄養素のうち、**食後30分〜1時間で血糖値を圧倒的に上げるのは〝糖質〟**です。糖質は、たんぱく質や脂質に比べて消化・吸収が速く、ブドウ糖などの単糖に分解されて小腸から吸収されると、肝臓に運ばれて血中に入り、すぐに血糖値を上げます。

たんぱく質と脂質は消化・吸収がゆっくりで、糖質のように直接的に血糖値を上げません。体の構成成分にもなり、糖質とは違う回路で時間をかけて代謝されて数時間後にじわじわと少しずつ血糖値を上げます。

とはいえ、糖質だけ制限して脂質やたんぱく質はとり放題でいいわけではなく、**脂質もたんぱく質もとり過ぎればカロリーオーバーで違う通り道から体脂肪に**なります。

炭水化物、たんぱく質、脂質が血糖（ブドウ糖）に変わる割合と速度

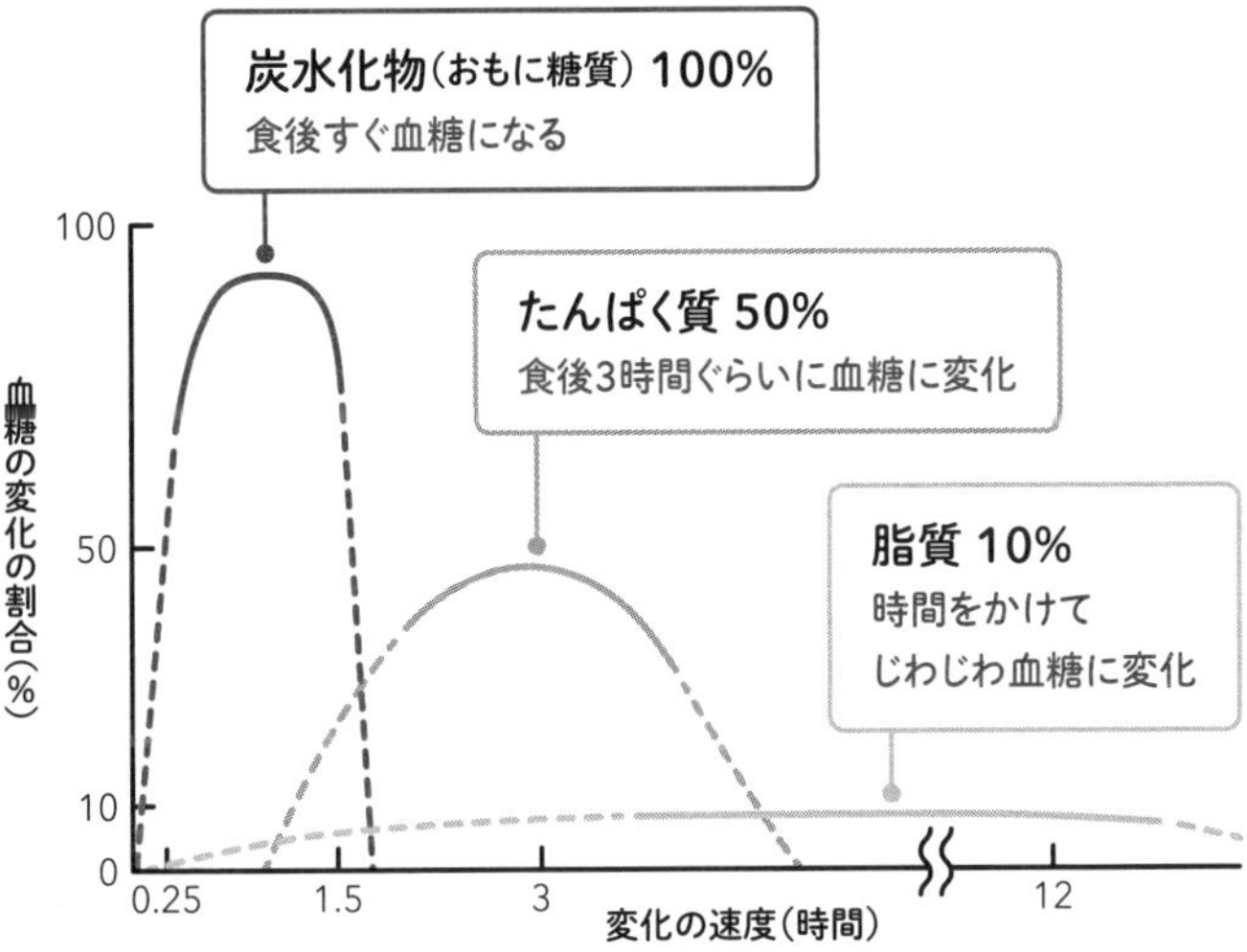

出典／『糖尿病教室パーフェクトガイド』アメリカ糖尿病協会発行、池田義雄監訳ほか（医歯薬出版）

炭水化物（糖質＋食物繊維）

多い食品

ごはん、パン、麺、いも、お菓子、ジュースなど

主食のごはん、パン、麺、シリアル、いも類（さつまいも、じゃがいもなど）、果物、お菓子などに糖質が多く、特に液体の加糖の飲み物はすばやく吸収されて血糖値を急上昇させます。

たんぱく質、脂質

多い食品

肉、魚、豆・大豆製品、乳製品など

主菜の肉、魚介のほか、大豆製品（納豆、豆腐、豆乳など）、乳製品（牛乳、ヨーグルトなど）にたんぱく質、脂質が含まれ、糖質よりも血糖値の上昇がゆるやかになります。

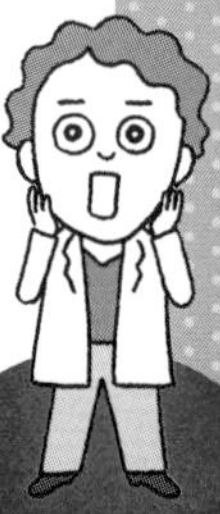

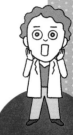

血糖値スパイクを起こす食べ方は体に脂肪がつきやすくなる！

血糖値スパイクとは、**食後、短時間の間に血糖値が急上昇・急下降**することで、グラフにすると**尖った釘**（スパイク）のようになることが名前の由来です。

健康な人の血糖値の上限（１４０mg／dℓ未満）を超え、食後血糖値が２００mg／dℓ近くまで急激に上がると、その分、膵臓は大量にインスリンを分泌。インスリンは血糖値をすぐに下げようとして血中のあふれた糖を肝臓、筋肉にグリコーゲンとして貯蔵させます。しかし、その容量には限界があり、活動で**消費されずに余った血糖は脂肪細胞に蓄積**されて、ぶくぶくと太っていってしまうのです。また、インスリンの大量分泌の反動で**血糖値が下がり過ぎると強い空腹感が出るので、甘いお菓子や飲み物をとる量が増え、爆食いしやすくなってやせない原因**になります。

血糖値スパイクとは？

糖質が多いものを早食い

↓

血糖値が急激に上昇しその反動で急降下すること

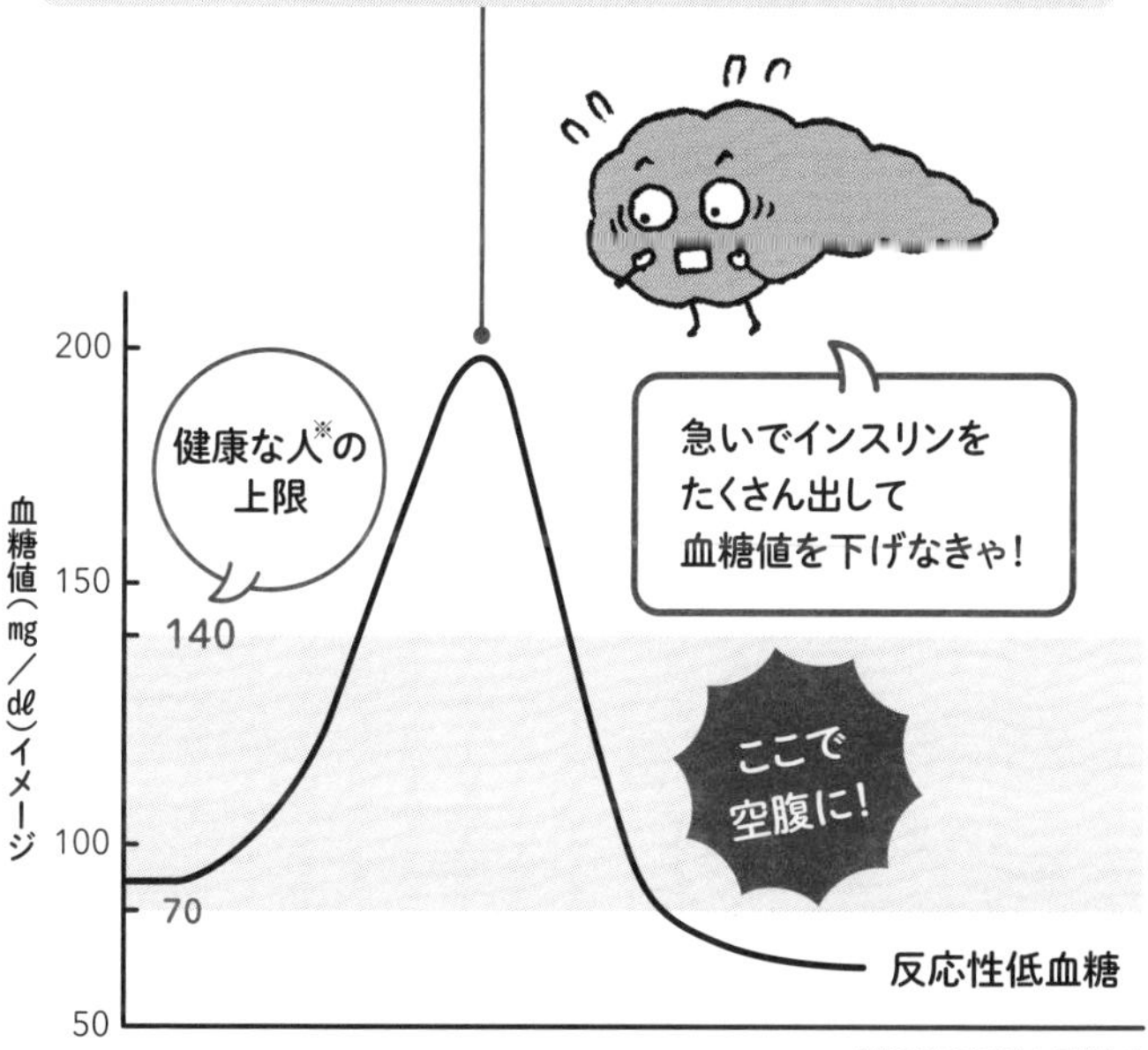

※糖尿病の気のない正常な人

血糖値が下がり過ぎると強い空腹を感じて、
お菓子に手が伸びる…
余分な間食が増えて、カロリーオーバーに！

どこに行くの？

1 食事をとると血液の中に血糖が入って流れ、膵臓に行く

血糖値が上昇！

糖質はブドウ糖などの単糖に分解され、小腸から吸収されると肝臓に送られて血中に入り、膵臓へ運ばれます。

↓

2 膵臓のβ細胞に糖が入り、インスリン分泌のシグナルを出す

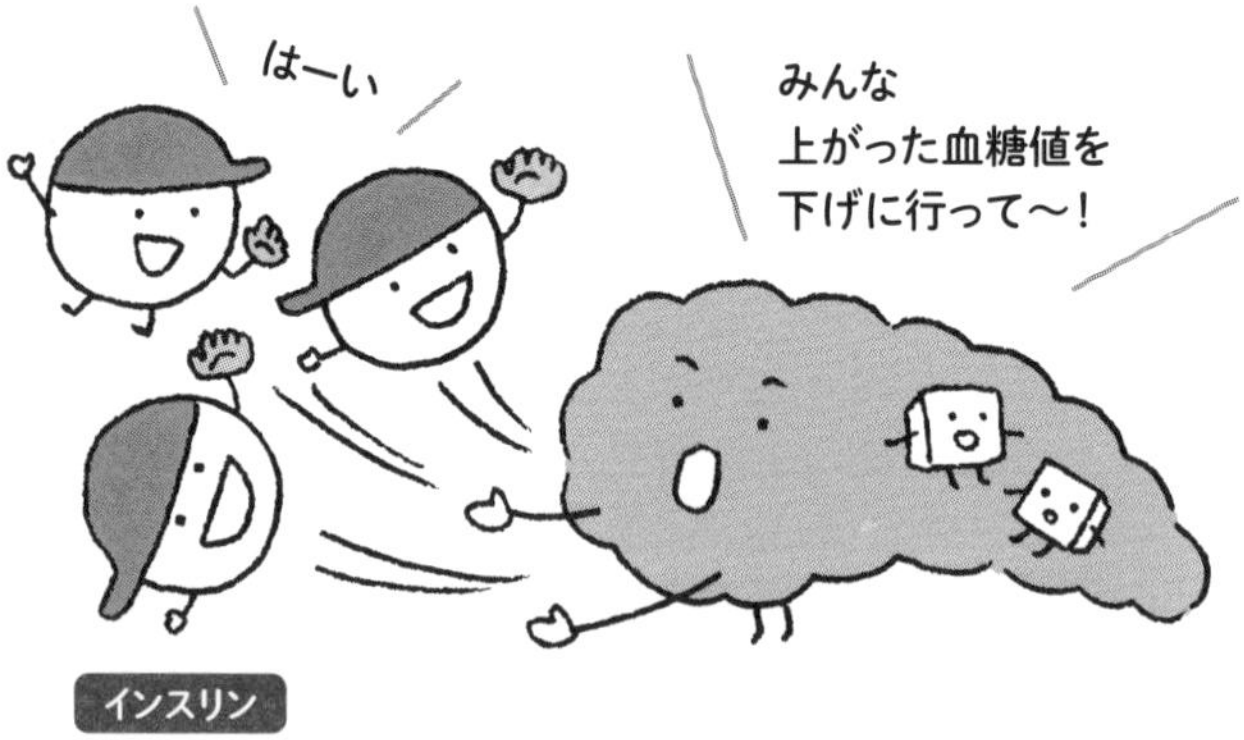
はーい
みんな
上がった血糖値を
下げに行って〜！
インスリン

膵臓がインスリン分泌のシグナルを出し、血中にインスリンが流れます。高血糖だとこのシグナルが強力になり、インスリンがドバドバと大量に出て血糖値が急降下。

脂肪になる？　消費される？

食事の血糖は

インスリンは細胞に糖をぶち込んで血糖値を下げるピッチャー

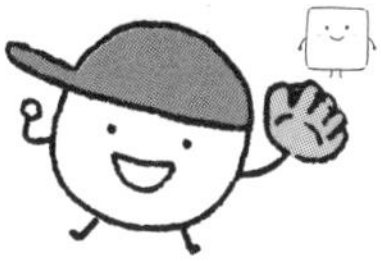

インスリンが野球のピッチャーのように細胞に糖を送り込むと、血糖値が下がって正常な範囲で安定します。

血糖の行き先

細胞活動でエネルギー源になり消費される

血糖は細胞のエネルギー源になり、消費されます。ところが糖質過多な食事で運動不足だと血糖がまだまだ余り、体脂肪行きが決定。

消費されずに余ると…

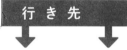

肝臓へ　筋肉へ
グリコーゲンとして貯蔵行き

血糖はインスリンの働きでグリコーゲンになり、肝臓や筋肉に貯蔵。しかし容量には限界があり、糖質をとり過ぎるとオーバーしてしまいます。

容量がオーバーすると…

余った血糖はインスリンの働きで脂肪に！

余った血糖はインスリンによって中性脂肪に姿を変え、脂肪細胞に蓄積されます。

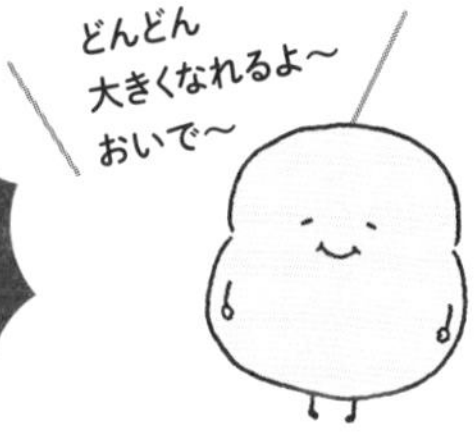
どんどん
大きくなれるよ～
おいで～

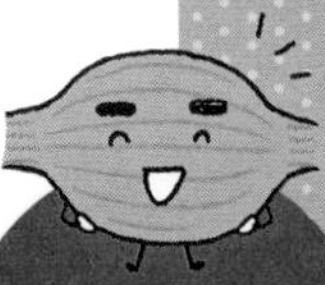

血糖値スパイクの山をつぶす食べ方で糖を〝消費する〟ための時間をかせげる！

血糖値スパイクが起こると、食後、短時間の間に血糖値が急上昇し、インスリンの働きで血糖が肝臓、筋肉、体脂肪へと貯蔵に回されて血糖値が急降下します。

血糖値が下がっているときに運動すると体脂肪は減りやすいのですが、同時に筋肉が分解されて筋肉量が減ってしまうデメリットもあり、リバウンドを防ぐためには避けたい道。食後に血糖値がゆっくり変化し、食べた分の血糖が血中に流れている状態なら、日常の活動や運動で筋肉を動かして消費できるチャンスの時間が長くなり、体脂肪行きを止められます。また、**血糖値の変動を安定させた状態で運動すれば、筋肉の分解を抑えながら体脂肪をじわじわ燃焼させる**こともでき、ダイエット後も太りにくくなるメリットがあるのです。

同じ食事内容でも血糖値の変化を ゆるやかにする食べ方をすれば…

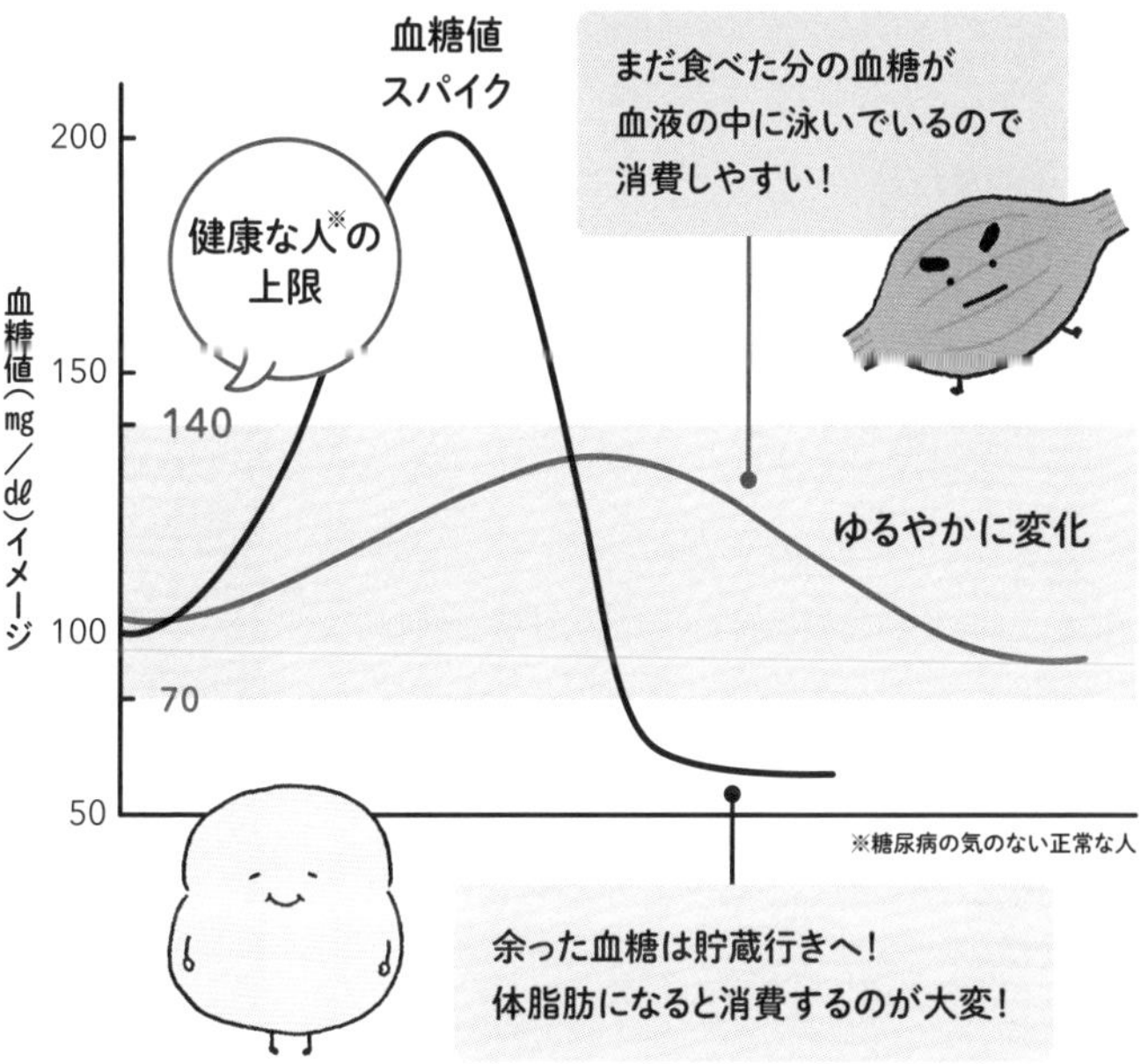
血糖値
スパイク
まだ食べた分の血糖が
血液の中に泳いでいるので
消費しやすい！
健康な人※の
上限
200
150
140
100
70
50
血糖値（mg／dℓ）イメージ
ゆるやかに変化
※糖尿病の気のない正常な人
余った血糖は貯蔵行きへ！
体脂肪になると消費するのが大変！

血糖値がゆっくり変化している間に
日常活動（家事、仕事など）、運動で糖を
エネルギー消費してしまえば、脂肪がつきにくい！

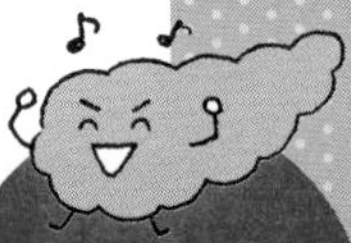

血糖コントロールがうまくいくと空腹と闘わずしてダイエット成功！

昼食から1時間ほど経ってから眠気と倦怠感に襲われ、3時間後ぐらいに強い空腹を感じて甘いものが欲しくなることはありませんか？ それは、**血糖値スパイクで血糖値が急降下したことによる不調と空腹感**かもしれません。

低血糖になると体は「エネルギー不足だ！」と感じ、空腹感に襲われて食欲が駆り立てられます。そこでお菓子や甘い飲み物をとると血糖値が上がって元気になりますが、また血糖値が下がり間食に走る、〝太る行動〟を繰り返しがちに。間食の摂取カロリーが積み重なれば、当然やせにくくなります。一方、空腹をガマンし続けることも食欲暴走の引き金に。血糖値をゆるやかに変化させる**血糖コントロールなら空腹を感じにくくなり、間食の量が減って食欲の暴走も防げるのです。**

太りにくい食べ方のポイント

人間は…

- □ 血糖値が下がる
- □ 胃が空っぽになる

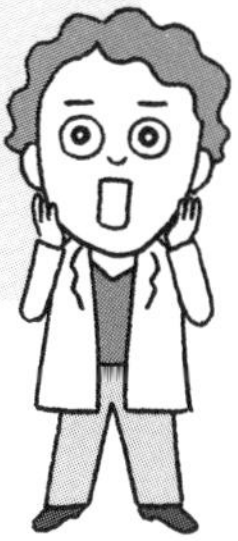

この2つで空腹を感じる!

↓

だから!

❶血糖値をゆっくり上げてゆっくり下げる
❷胃を長くふくらませておく(腹持ちをよく)

この食べ方でダイエット中、
空腹による余分な間食、
爆食いを減らせる!

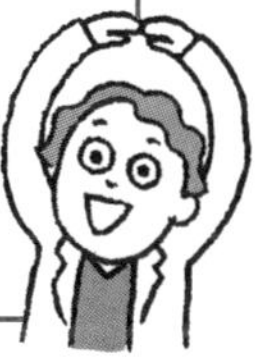

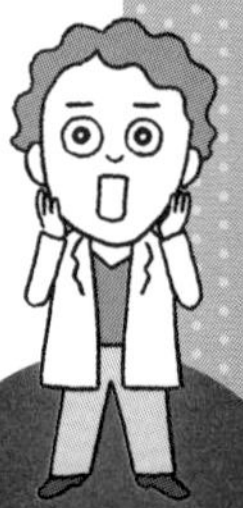

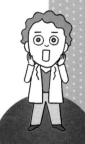

炭水化物の早食い、ジュースの一気飲みは血糖値スパイクを起こし、太る最悪の食べ方

おにぎりやパン、ラーメン、パスタなど**手早くおなかを満たせるものは炭水化物（おもに糖質）**が多いですよね。また、健康のために**野菜ジュース、乳酸菌飲料、甘酒、加糖のスポーツ飲料**などをよく飲んでいませんか？　じつは、これらの糖質が多い食品を空腹時に一気にとるのは血糖値スパイクを起こす太りやすい食べ方です。実際に、僕はおにぎり2個を早食いして血糖値を測定してみたことがあるのですが、血糖値が１８０㎎／㎗近くまで上がりました。普段は、おにぎり1個にし、必ずたんぱく質や食物繊維を先にとるようにしています。

血糖値スパイクの山をつぶすために、次のページに太る食べ方、太りにくい食べ方のチェックポイントをまとめましたので、食生活を振り返る参考にしてください。

＼ 血糖値スパイクを引き起こす！ ／

× 太る最悪な食べ方

- □ おにぎり、パン、麺など主食だけを一気に食べる
- □ ラーメン+小チャーハン、丼もの+小うどんなど主食+主食のセットメニューを食べる
- □ 朝食を抜き、昼食でごはんや麺を最初にかきこむ
- □ 加糖のドリンクを水分補給のメインにしている

＼ 血糖値の変化がゆるやか ／

○ 太りにくい最高の食べ方

- □ 肉や魚のおかず+野菜サラダ+おにぎり1個を組み合わせてゆっくり食べる
- □ たんぱく質・食物繊維ファースト（主菜、サラダ）→カーボラスト（主食）の順番で食べる
- □ 水か無糖のお茶を水分補給のメインにする

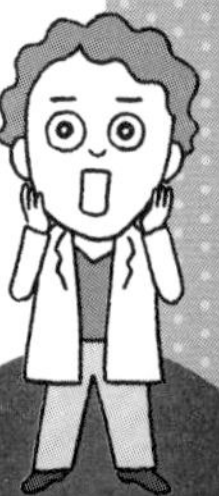

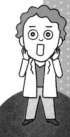

健診では見つかりにくい！ 血糖値スパイクの繰り返しが糖尿病の入り口に…

一般の健康診断では空腹時に採血して血糖値を調べるため、日常で食後に血糖値スパイクを起こしていても見逃されがちです。食事のたびに高血糖になると、インスリンを分泌する膵臓にハードワークを強いることに。やがて**膵臓は疲れきってインスリン分泌の機能が低下。**さらに、**内臓脂肪が多いとインスリンが出ていても効きにくくなり、**空腹時血糖値やＨｂＡ１ｃ《ヘモグロビンエーワンシー》（Ｐ.１８６）の数値が上がって糖尿病の入り口へと進みます。じつは、高血糖の初期は自覚症状が出にくく、僕のＩｎｓｔａｇｒａｍで「血糖値が高いときに何か症状を感じますか？」と約４０００人にアンケートをとったところ、58％が「いいえ」と答えました。健診で血糖値が異常なしでも安心せず、血糖コントロールをはじめましょう！

糖質が多い食事を早食いする習慣で食後高血糖を繰り返す

↓

膵臓は、上がり過ぎた血糖値を下げるためにインスリンを大量に出すオーバーワークが続き、やがて悲鳴を上げる

糖毒性

インスリンが出にくくなる（インスリン分泌障害）
膵臓から分泌されるインスリンが不足し、血糖値が下がりにくくなります。

インスリンが効きにくくなる（インスリン抵抗性）
インスリンが出ていても細胞に取り込まれにくくなることで高血糖に。

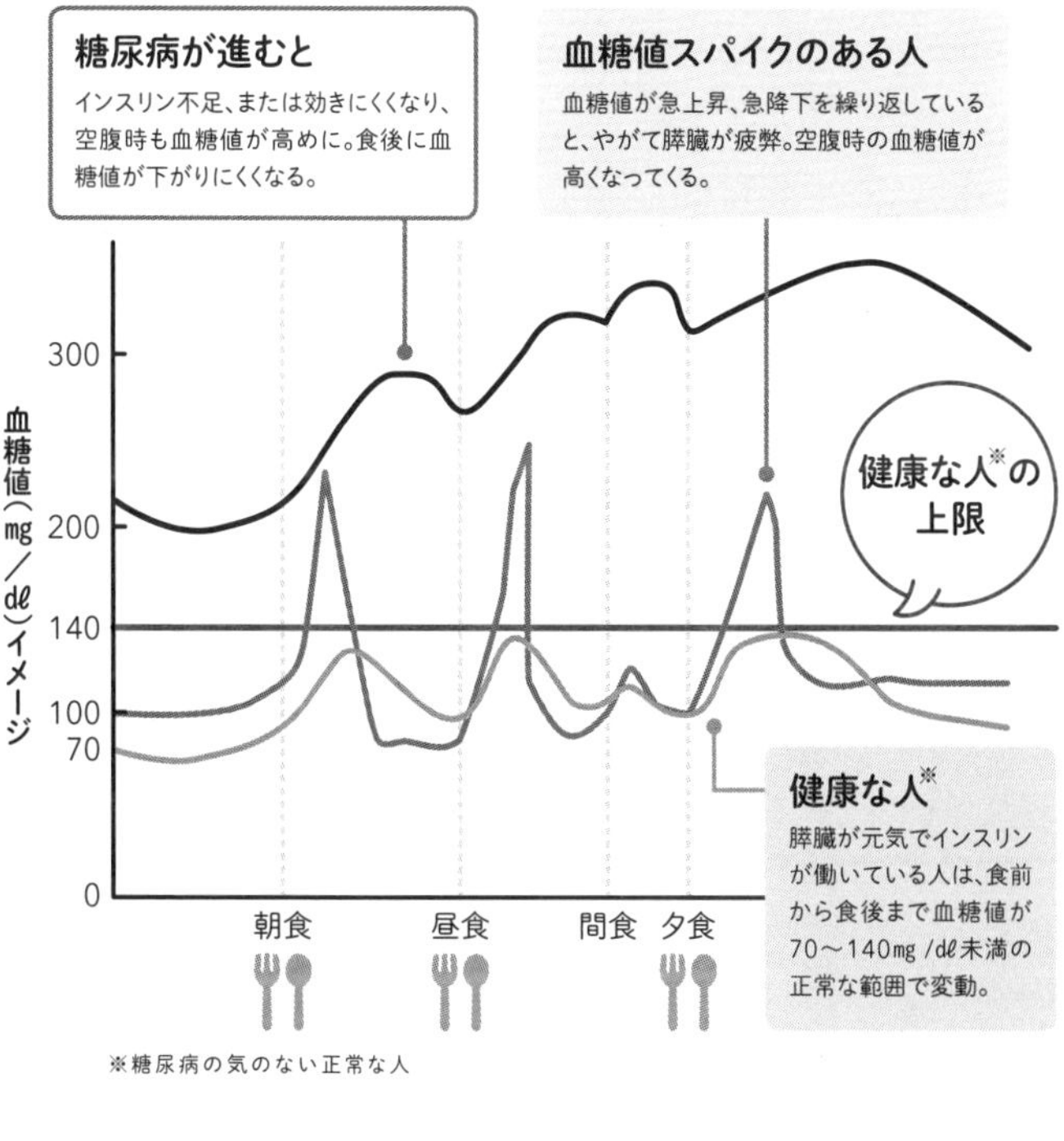
糖尿病が進むと
インスリン不足、または効きにくくなり、空腹時も血糖値が高めに。食後に血糖値が下がりにくくなる。
血糖値スパイクのある人
血糖値が急上昇、急降下を繰り返していると、やがて膵臓が疲弊。空腹時の血糖値が高くなってくる。
健康な人※の上限
血糖値（mg／dℓ）イメージ
300
200
140
100
70
0
朝食
昼食
間食
夕食
健康な人※
膵臓が元気でインスリンが働いている人は、食前から食後まで血糖値が70〜140mg /dℓ未満の正常な範囲で変動。

※糖尿病の気のない正常な人

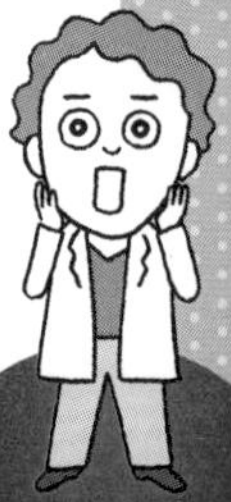

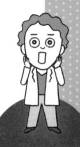

高血糖が続くと体の「酸化」や「糖化」のダメージが進んで老化や病気を招く

呼吸で取り入れた酸素、食事でとった栄養素（糖質など）からエネルギーを生み出す代謝の過程で発生するのが活性酸素です。日頃から糖質の多い食事をとっている**高血糖の人ほど糖をたくさん代謝しているので血中の活性酸素が多い**ことがわかっており、酸化ストレスで血管の壁などの細胞を酸化（サビ）させて傷つけます。

さらに、血管、皮膚など体はたんぱく質でできていますが、**血中の糖が多過ぎると、体のたんぱく質と糖がくっついて細胞を「糖化」**（コゲ）**させ、老化物質の終末糖化産物を発生**させます。この高血糖による「酸化」と「糖化」は、肌のシミやシワを増やすばかりか、血管にダメージを与えて動脈硬化を引き起こし、内臓や神経など全身に影響が及んで心筋梗塞や脳梗塞の引き金にもなるのです。

糖質過多で高血糖になる食生活を続けていると…

↓

酸化

＼ 体がサビる ／

活性酸素（ROS）

酸素や栄養素からエネルギーをつくるときに出るのが活性酸素。ストレスや紫外線といった要因からも発生しますが、高血糖になると血管内の活性酸素の量が増え、血管壁の細胞を傷つけて酸化（サビ）させ、硬くします。

糖化

＼ 体がコゲる ／

終末糖化産物（AGE）

高血糖だと血中の糖と体温で温まっている体のたんぱく質（血管、皮膚など）が結合し、糖化が起きて終末糖化産物を増やします。蓄積すると肌の弾力が失われてシミやシワをつくり、血管がもろくなる原因にも。

↓

血管が傷つき、臓器の機能が低下！
糖尿病、動脈硬化、脳卒中、心筋梗塞、
がんなどの病気の引き金に。
シミ、シワなど肌の老化の原因にも！

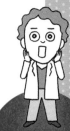

体脂肪は増え過ぎると悪魔に!? 慢性炎症を起こして高血糖になりやすい

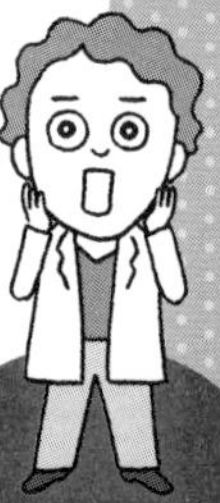

炎症とは、体に備わる防御反応のこと。体内に入ったウイルスや細菌を発熱して排除する、ケガで痛みや赤み、腫れが出て傷を修復するなどは「急性炎症」で、細胞が一時的に火事を起こしているような状態です。

一方、**軽いボヤのような状態が長期間じわじわと続く「慢性炎症」は症状が出にくく、糖尿病、動脈硬化、がんなど全身の病気に広がる**ので注意が必要。**歯周病も慢性炎症**による疾患のひとつで、糖尿病のリスクを上げます。

慢性炎症の原因のひとつが、過剰に蓄積した内臓脂肪です。体脂肪は、エネルギーの貯蔵、体温の保持、内臓を守るクッションになるなどの役割があり、ほどよい量であれば健康を守ってくれます。しかし、食べ過ぎで内臓脂肪が過剰になる

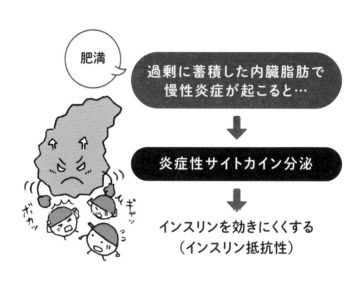

と、悪魔に変身。大きくふくらんだ内臓脂肪の細胞からは炎症性サイトカインが分泌され、慢性炎症を起こしてインスリンを効きにくくします（インスリン抵抗性）。つまり、同じものを食べても、やせている人と肥満の人では、**内臓脂肪が多い人のほうが血糖値が高くなりやすい**のです。

肥満で慢性炎症があると、「疲れやすくて、だるい」という症状が続き、やがて糖尿病、動脈硬化などに進みます。血糖コントロールダイエットで余分な内臓脂肪を減らし、慢性炎症を防ぎましょう!

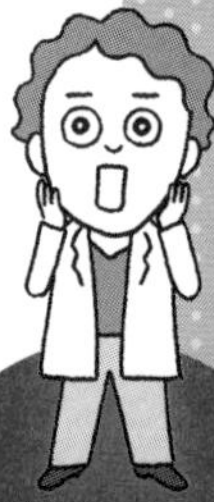

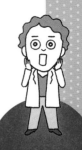

歳をとると膵臓も働きが鈍くなる！若いころと同じ爆食いグセは見直しを

食を楽しみながら健康を維持できるのは、何十年もの間、食事のたびに膵臓がインスリンを分泌して血糖値を調節する仕事をしてくれているからこそです。

膵臓のインスリン分泌の能力が年齢を重ねても一定かというと、そうではありません。歳をとると筋力が落ちてとっさに動くことができず、若い頃のように全力疾走できないですよね。**膵臓も同じイメージで、加齢とともに活性酸素が蓄積すると機能が低下。さらに血糖値スパイクを繰り返すと、特に食後のインスリンの初期分泌の反応が鈍くなり、高血糖になりやすい**ことがわかっています。

たとえば、朝食を抜き、昼食で丼もの、麺類など糖質の単品メニューをかきこむ食べ方は、膵臓をいきなり全力疾走させるようなもの。血糖値スパイクを繰り返す

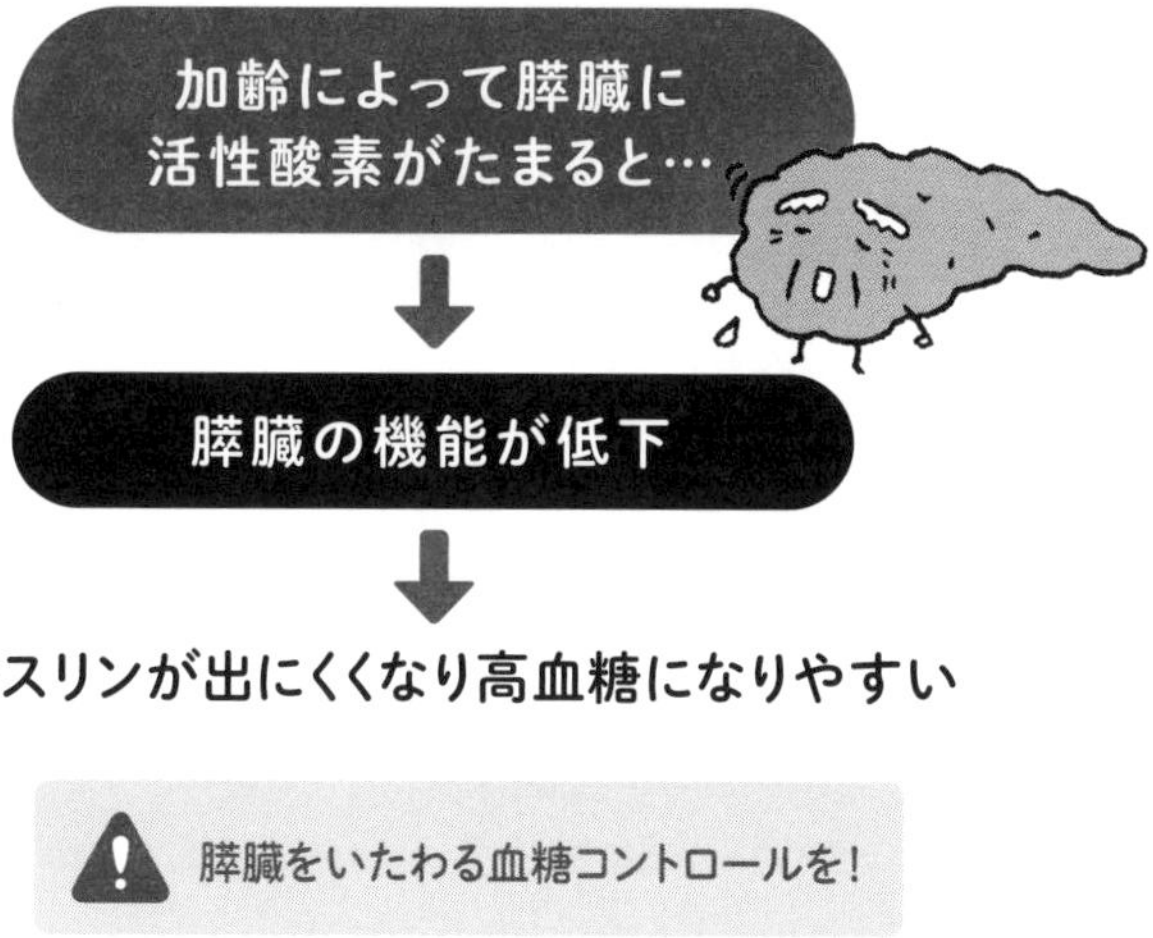
加齢によって膵臓に
活性酸素がたまると…
膵臓の機能が低下
インスリンが出にくくなり高血糖になりやすい
膵臓をいたわる血糖コントロールを！

と膵臓が疲れ果て、インスリンが出にくくなって不足。食後、血糖値が下がりにくくなると肥満や糖尿病などの病気を引き寄せます。

　朝食は時間がないから抜き、昼はラーメンと半チャーハンのセットを早食い、夕食はごはん大盛り、寝る前にアイス…など、若いころと同じ無茶な食べ方をしていませんか？　膵臓が悲鳴を上げる前に、血糖コントロール生活でいたわってあげましょう。食事の**3つのコントロール**（P.45）に加え、軽い運動（P.176）も行うとより効果的です。

Column 2

血糖おじさんよりメッセージ

仕事、育児、介護…etc.
ハードワークで血糖値が高めの方へ

血糖コントロール生活は
忙しくて自炊できず、
コンビニ飯や外食が
多くても実践できます！

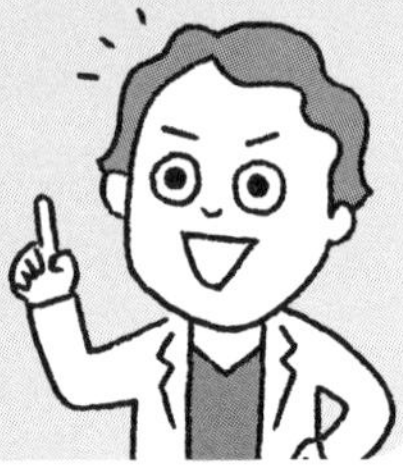

「忙しくて自炊できないからダイエットは無理」とあきらめなくて大丈夫。僕自身、当直勤務が週2〜3回のとき、外食が続くこともあります。当直の日は野菜サラダ、プロテイン、オートミールなどを勤務先に持っていったり（P.48）、外食では、たんぱく質・食物繊維ファーストの食べ順（P.126）を実践して、食後に散歩したり。忙しい中でもできる血糖コントロールの小さな行動をしています。太らないためには、完璧をめざさず、“マシ”の積み重ねが大事なんです。

第3章

量のコントロール法

甘いもの、ごはん、パンもOK! 糖質をとりながらやせる方法

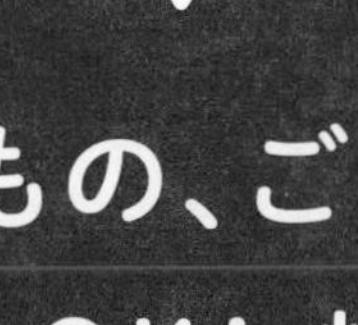

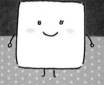

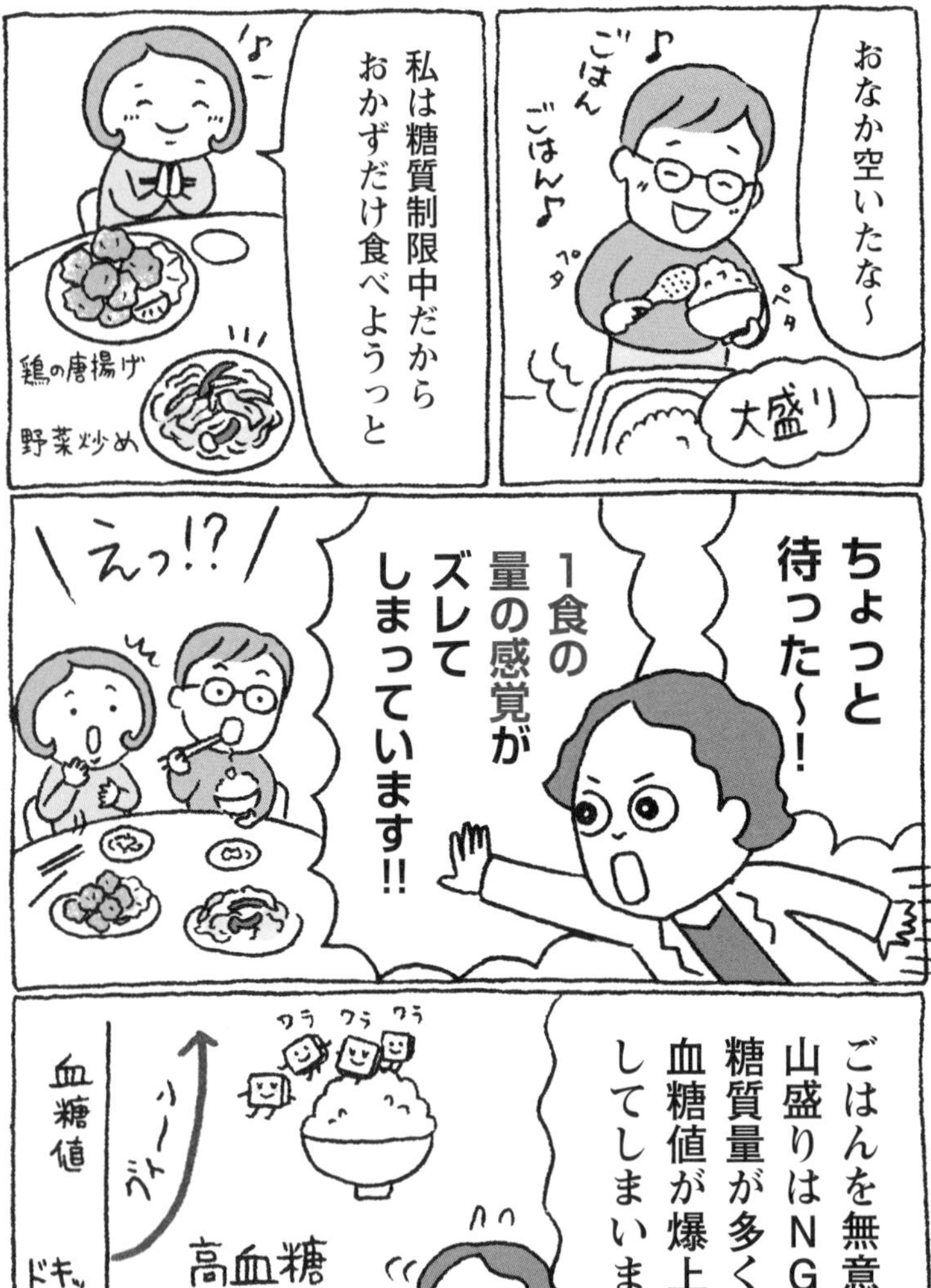
おなか空いたな〜
ごはん♪
ごはん♪
ペタ
ペタ
大盛り
私は糖質制限中だからおかずだけ食べようっと
鶏の唐揚げ
野菜炒め
ちょっと待った〜!
1食の量の感覚がズレてしまっています!!
えっ!?
ごはんを無意識に山盛りはNG!糖質量が多くなり血糖値が爆上がりしてしまいます
ワラ ワラ ワラ
血糖値
高血糖
ドキッ
余った糖は体脂肪に!

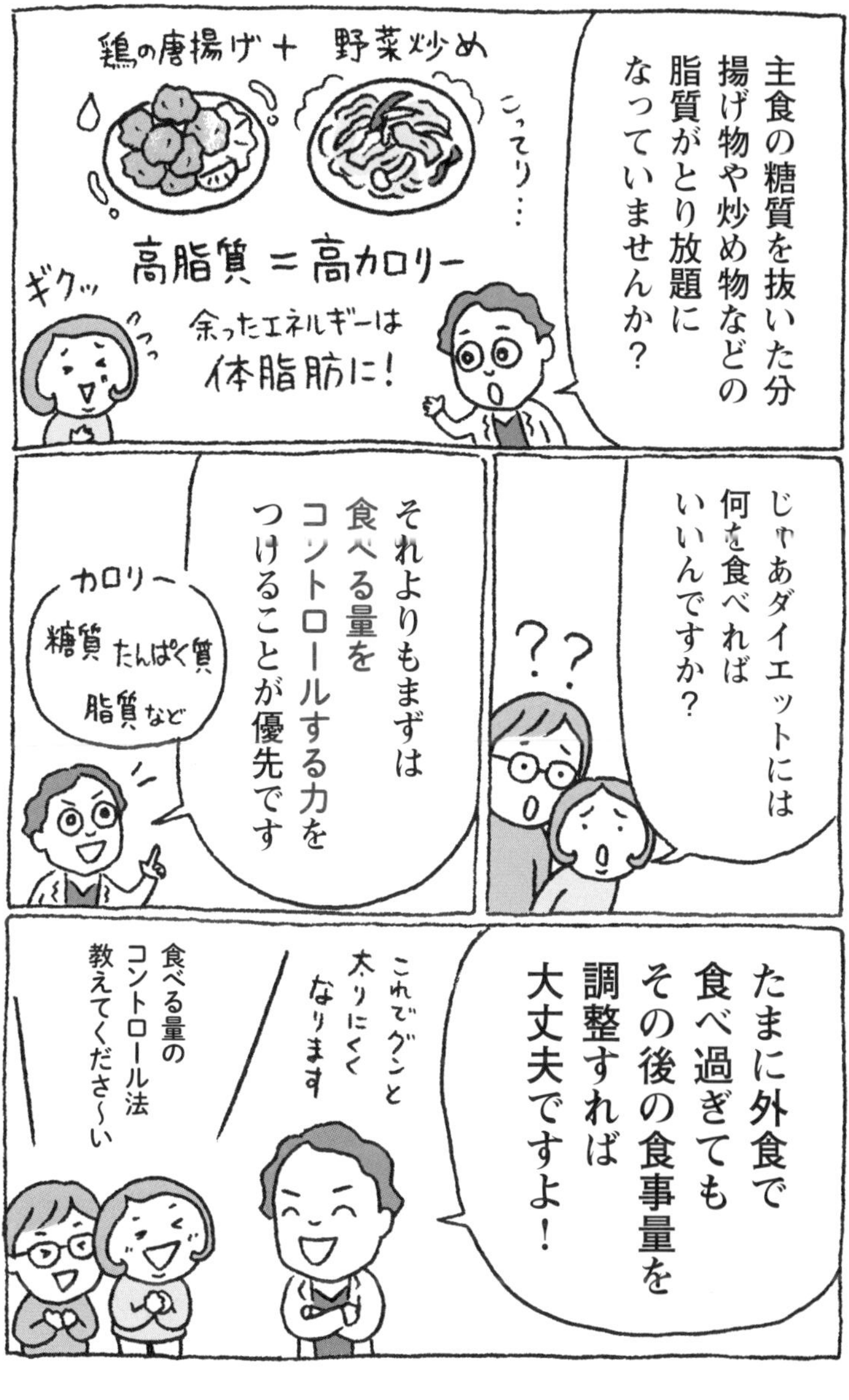
主食の糖質を抜いた分揚げ物や炒め物などの脂質がとり放題になっていませんか？
鶏の唐揚げ＋ 野菜炒め
こってり…
高脂質＝高カロリー
余ったエネルギーは体脂肪に！
ギクッ
じゃあダイエットには何を食べればいいんですか？
？？
それよりもまずは食べる量をコントロールする力をつけることが優先です
カロリー
糖質 たんぱく質
脂質など
たまに外食で食べ過ぎてもその後の食事量を調整すれば大丈夫ですよ！
これでグンと太りにくくなります
食べる量のコントロール法教えてくださ～い

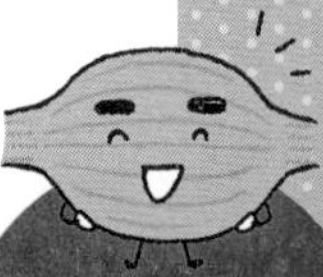

〝太らない量〟のコントロール力があれば外食も飲み会も旅行も怖くない

家族や友だちとの外食、旅行、クリスマスやお正月などイベント時のごちそう、いただきもののスイーツ…。ダイエット中、このようなイレギュラーな場面で、太ったらどうしよう…と食べることを躊躇したことはありませんか？

日常の食事で、太らない量にコントロールする力をつけていけば、大丈夫！　外食や旅行などイベントで好きなものを食べても、日常の食事でカロリーや糖質量などを調整すれば、太りにくくなって食の楽しみも人生も制限されません。

量のコントロールの優先順位は、次のページの3つです。摂取カロリーは太らないための食事全体の量の大枠となるもの。糖質はほどほどの量、たんぱく質はしっかりとり、食の好みに応じてバランスをとりながら調整します。

量のコントロール優先順位

❶カロリー　脂肪を減らすための大枠になる

- □ 自分の1日の消費エネルギーの目安を知り、無理のない摂取カロリーの目標を立てる(1日、1食)。
- □ 外食などでカロリーオーバーしたら、次の食事、運動などでその分をリセット。日常食ではアンダーカロリーをめざす。

❷糖質　主食の量が血糖コントロールの決め手

- □ 主食(ごはん、パン、麺など)は無理に抜かなくてOK。
- □ 減量中は、1食でおにぎり1個(ごはん100g・糖質40gほど)を基準に調整。

❸たんぱく質　筋肉を減らさないために重要

- □ たんぱく質の1日の目安量を知って、3食、間食でこまめにチャージ。

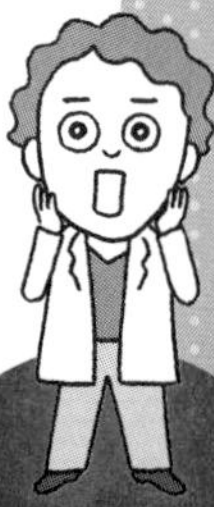

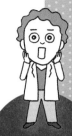

糖質制限はなぜリバウンドしやすいのか？エビデンスと臨床から感じる課題

3食の主食を抜き、甘いものも断つ厳しい糖質制限をがんばって、短期間で減量や血糖値改善の結果を出す人がたくさんいます。臨床の現場で感じるのは、肉やお酒が好きな人は比較的厳しい糖質制限を続けられるのですが、炭水化物（ごはん、パン、麺）や甘いものが好きな人は続けるのが難しく、リバウンドするケースが多いということです（ラーメン、スイーツ好きの僕も、案の定リバウンドしました…）。

また、糖質制限を長期間行った際の減量効果を見るうえで参考になるDIRECT試験（P.88）の結果では、低炭水化物食の群は2年間で最も減量効果があったものの、その後、4年間の追跡調査では体重が戻っていました。これらをふまえ、僕は糖質制限ダイエットには次の4つの課題があると考えています。

糖質制限ダイエットの課題

❶甘いもの、ごはん、パン、麺好きの人は長続きしにくい

コンビニやスーパーにはおいしそうなパン、スイーツが並び、外食のメニューは炭水化物が中心。日本人は、〝糖質包囲網〟からなかなか逃げきれません。

❷動物性たんぱく質、脂質に偏って便秘になりやすい

糖質制限中はたんぱく質、脂質の摂取量が増えますが、肉などの動物性たんぱく質や脂質は腸内の悪玉菌のエサになって腸内環境を悪化させます。

❸脂質とり放題になってカロリーオーバーしやすい

糖質だけ気にして主食を抜き、脂っこい肉や揚げ物、炒め物などの脂質の多い食事に偏ると、高カロリーに。摂取カロリーがオーバーすれば体脂肪になります。

❹おかず中心になることで、食費がかさむ

コンビニ飯や外食で炭水化物を避け、肉・魚のおかず、野菜サラダなど単品を組み合わせていくとお金がかかるので、これも継続が難しくなる一因に。

糖質制限は長期で見るとリバウンドしやすい？

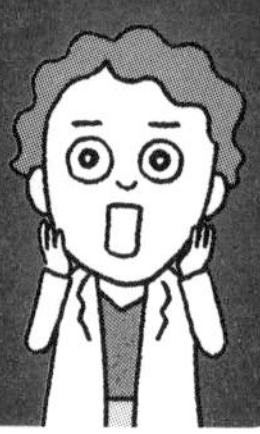

DIRECT試験から見る

低脂肪食 vs 地中海食 vs 低炭水化物食の減量効果

糖質制限ダイエットを長期間実施するとどうなるか？　6年間調査したデータを紹介します。「カロリー制限ありの低脂肪食」「カロリー制限ありの地中海食」「カロリー制限なしの低炭水化物食」の3パターンの食事法を、被験者にランダムに割り当てて実施した結果が左のグラフです。

3つのグループの食事内容

低脂肪食

- カロリー制限あり　女性1500kcal／日、男性1800kcal／日。
- 摂取カロリーに占める脂質は30％（そのうち飽和脂肪酸は10％）、コレステロール1日300mgが目標。
- 低脂肪の穀物、野菜、果物、豆を食べた。追加の脂肪、スイーツ、スナック菓子などは制限された。

地中海食

- カロリー制限あり　女性1500kcal／日、男性1800kcal／日。
- 摂取カロリーに占める脂質は35％以下が目標。
- 赤身の肉（牛、羊）は制限され、豊富な野菜、鶏肉、魚を食べた。1日あたり30～45gのオリーブオイル、5～7個のナッツ（20g）をとった。

低炭水化物食

- カロリー制限なしだったが、結果として摂取カロリーが減少していた。
- はじめの2か月は1日あたり20gの炭水化物に制限され、その後、減量を維持するため1日あたり最大120gまでじょじょに増加した。
- 植物性のたんぱく質、脂肪を選び、トランス脂肪酸を避けるように助言された。

2年間では低炭水化物食群が最も減量効果があった

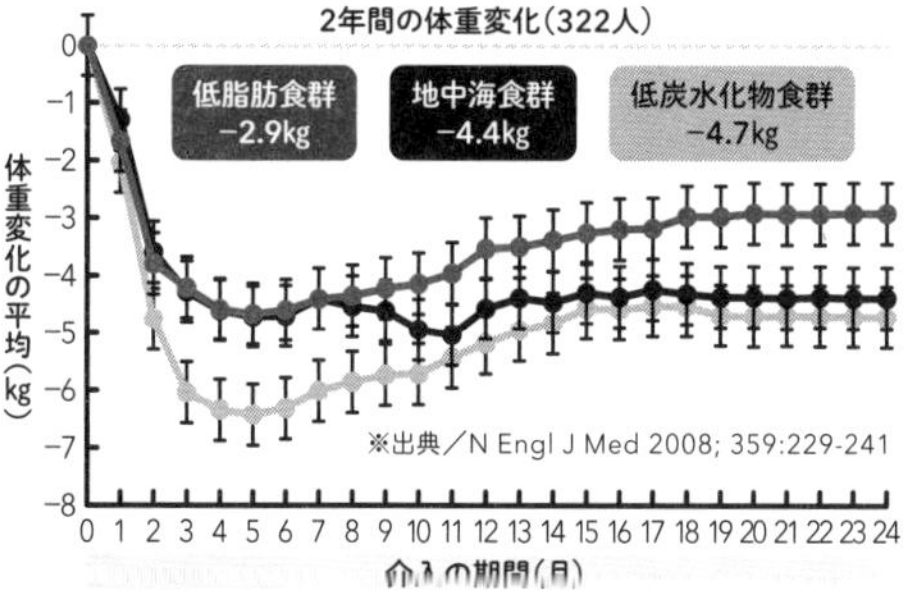

継続2年後の時点では、低炭水化物食群が体重-4.7kgと、最も体重減少が見られました。これだけを見ると、ダイエットには糖質(炭水化物)制限が一番効果的、と思われるかもしれません。

しかし! その後、4年間の追跡調査では4.1kg体重が戻っていた

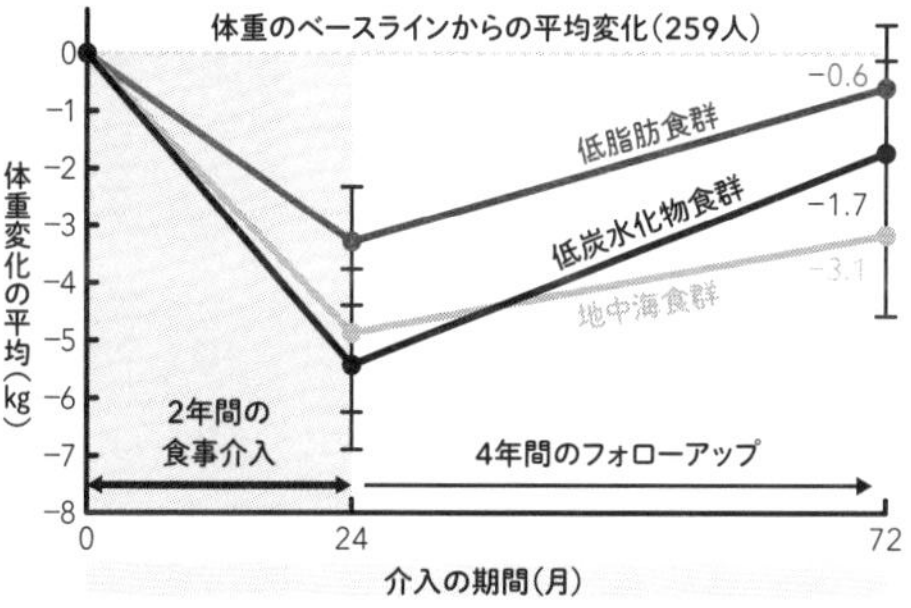

※出典／N Engl J Med 2012; 367:1373-1374

4年間の追跡期間中、低炭水化物食群の参加者は体重が4.1kg戻っていたことが判明。ほかの2つの群も体重が戻っていますが、糖質制限の減量効果も長期で見ると維持しにくいことがわかります。

その後の経過

	2年間の体重変化	6年間の総体重減少
低脂肪食群	−2.9kg	−0.6kg
地中海食群	−4.4kg	−3.1kg
低炭水化物食群	−4.7kg	−1.7kg

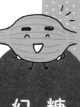

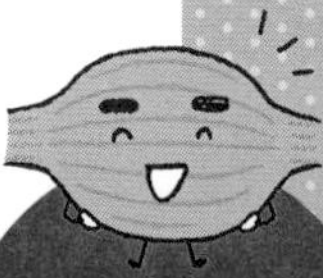

糖質制限をするとすぐ体重が落ちる!? 幻の１～２kgの正体とは？

主食を抜く糖質制限をしたら数日で体重が１～２kg減り、むくみも取れて喜んだのも束の間。ふたたび主食をとりはじめた途端、あっという間に体重が元通り。この増減はすべて体脂肪ではなく、**肝臓、筋肉のグリコーゲンと水の出戻り**が関係しています。糖質制限で血中の糖が不足すると、肝臓と筋肉のグリコーゲンが出ていって血糖が補われます。グリコーゲンは肝臓に約１００g、筋肉に約３００g貯蔵でき、このグリコーゲン約１gには水が約３g結合しています。すべて合わせると重さは約１・６kg。糖質制限をやめると、この分が体に戻るのです。

体脂肪を１kg減らすには７２００ｋｃａｌをコツコツ消費する必要があります。**長い目でカロリーや糖質の量のコントロール**をして着実に脂肪を減らしましょう！

糖質制限をすると…

血中の糖が不足し、肝臓と筋肉に
蓄えられていたグリコーゲン（糖）と水が出ていく

肝臓と筋肉のグリコーゲンは血糖が足りなくなったとき、出し入れしやすい備蓄用エネルギー。糖質制限→解除で、グリコーゲンとそれにくっついた水の重さ分が出戻りし、その分の体重が変化します。

グリコーゲン 約400g ＋ 水 約1.2kg ＝ 体重 約−1.6kg

肝臓に約100g
＋
筋肉に約300g
貯蔵

グリコーゲン
1gに
水が3g
くっついている

つまり、

糖質制限ですぐに落ちるのはほぼ水分！

このほか、汗や尿、便などが出ることでも
約2kg体重が変化します。
体脂肪を1kg減らすには
−7200kcalが必要。
数日で2kg脂肪を落とすのも
増やすのもじつは難しいんです。

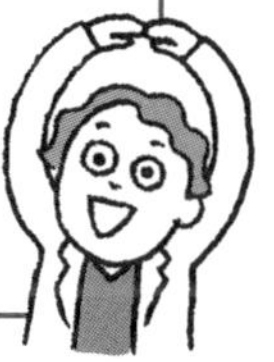

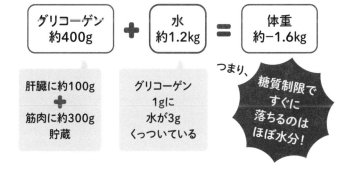

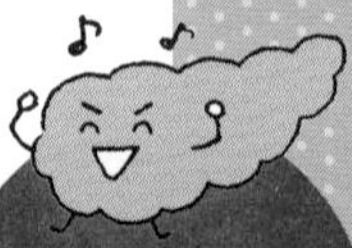

ほどほどの糖質をとると脂肪燃焼のハイブリッドエンジンが起動！

人間には、「糖質」と「脂質」からエネルギーを生み出す、自動車にたとえるとハイブリッドエンジンのような2つのエネルギー代謝のシステムがあります。

第1のエンジンは、血中の糖からすばやくエネルギーをつくる糖質の代謝です。血中の糖が不足してくると、第2のエンジンである**脂質代謝が起動し、体脂肪が分解されて脂肪酸やグリセリン、最終的にはケトン体がつくられ、エネルギー源に**なります。

ということは、長時間の断食で空腹時間を長くして血糖値を下げたほうが体脂肪を燃焼しやすいと思われますが、人間の体はそんなに都合よくいきません。いっしょに筋肉が分解されて筋肉量が減ってしまい、空腹のストレスで断食明けに食欲が暴走しやすいというデメリットも出てきてしまうのです。

エネルギーを生み出す体のハイブリッドエンジン

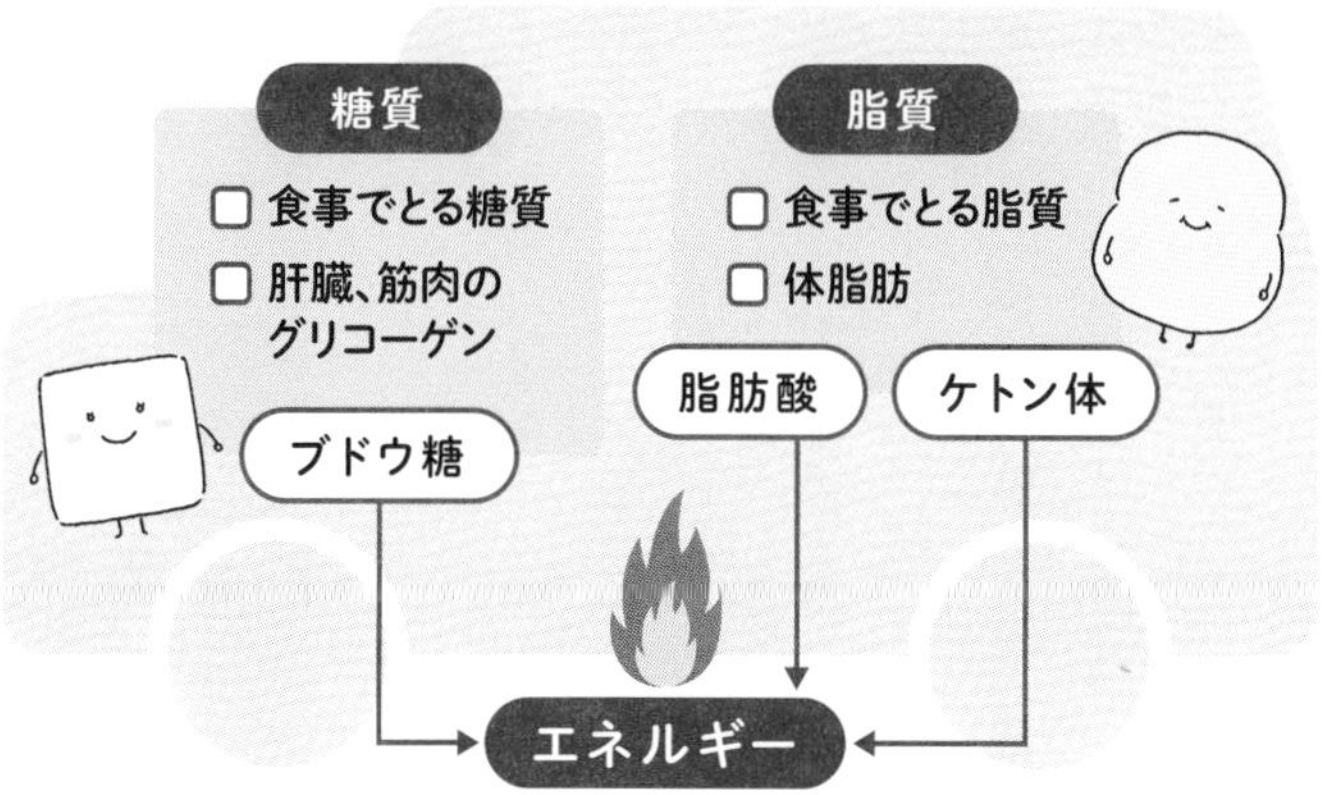

食事を抜いて体を飢餓状態にしなくても、夕食後から翌朝の朝食まで**12時間ほど軽い空腹の時間をつくると、体は脂質代謝のエンジンを回しはじめ、少量のケトン体が出てくること**がわかっています。

血糖コントロールダイエットはこの体のシステムを利用し、糖代謝と脂質代謝の2つのエンジンを上手に使いながらやせられる方法。**夜に軽い空腹の時間をつくり、日中は1日3食、ほどほどの量の糖質をとって血糖値を安定させれば**、低血糖による筋肉の分解を抑えられます。

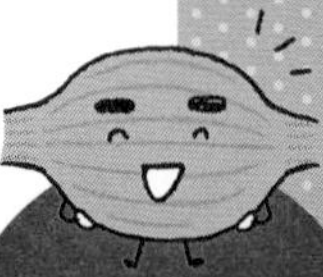

「糖質はほどほどにとったほうがいい」とおすすめしている統計的な理由

僕は、糖質制限をがんばっている人を決して否定しません。でも、「糖質制限は短期で減量できるのですが、長期的には糖質をほどほどにとったほうがいいかもしれません」とお伝えします。なぜなら、次のページの**ＡＲＩＣ研究で、炭水化物の割合が20％だと死亡リスクが1・6倍**になるという統計データがあるからです。糖質制限で肉などの飽和脂肪酸を長期的にとり過ぎると、血中脂質（中性脂肪、コレステロール）を増やし、脂質異常症や動脈硬化を引き起こす可能性があります。

糖尿病になってから厳しい糖質制限を何年も続けていた父にも、長生きをして欲しくて「インスリンを使いながら糖質を少しぐらいとってもいいのではないか」と伝えました。現在、父は糖質と上手に付き合ってお寿司を食べたりもしています。

＼ ARIC研究から見る ／

総摂取エネルギーに占める炭水化物の割合と死亡リスクのU字型の関連性

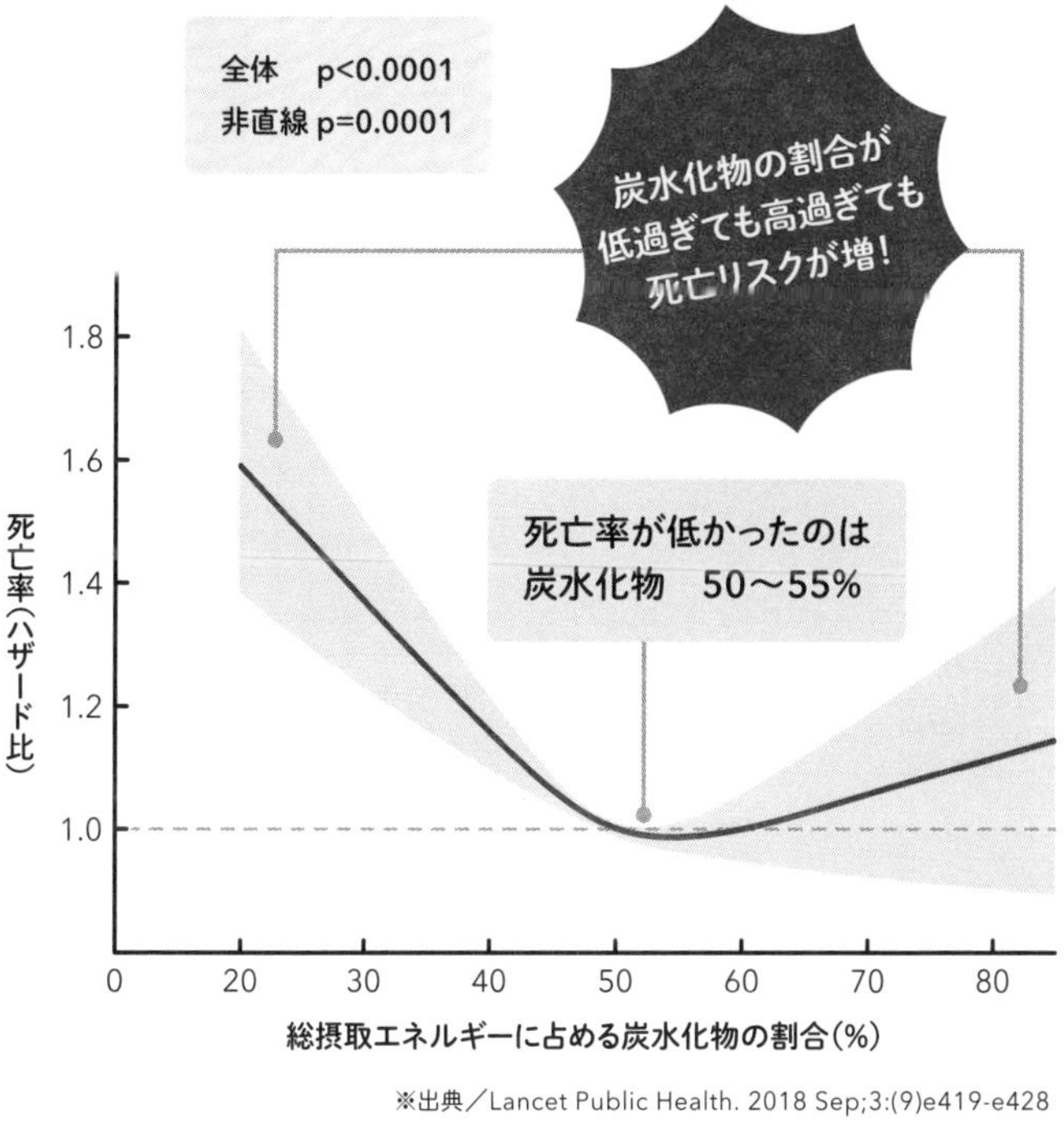

※出典／Lancet Public Health. 2018 Sep;3:(9)e419-e428

アメリカの45〜64歳の男女・15428人を対象にした25年にわたる調査では、総摂取エネルギー（カロリー）量のうち、炭水化物からとるエネルギー比率が40%未満、70%以上だと死亡リスクが高くなり、50〜55%が最も低くなりました。

量のコントロール法❶

カロリー編

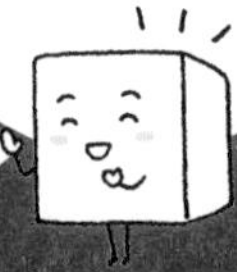

ダイエットで筋肉を落とさないためには極端なカロリー制限を避けよう

人間の体温は常に一定に保たれ、運動をしたり食事をとったりすると体がポカポカしますよね。これは血液が栄養素を細胞に送り、臓器が活動して熱を生み出しエネルギーを消費しているからです。この熱量（エネルギー）の単位を、食品ではカロリー（ｋｃａｌ）と表示します。食べ過ぎると消費エネルギーよりも摂取カロリーが上回り、**消費されずに余ったエネルギーが貯蔵に回され、体脂肪になります。**

摂取カロリーを減らすほどやせやすくなりますが、極端なカロリー制限をすると体は体脂肪とともに筋肉のたんぱく質を分解してエネルギーを補おうとします（糖新生）。筋肉量の減少による基礎代謝の低下を防ぐには、次のページからの３つのステップを参考に**無理のない摂取カロリーの目標を立ててコントロール**しましょう。

STEP 1 自分の1日の消費エネルギーの目安を知っておこう

1日の消費エネルギーは「これ以下の食事量なら脂肪になりにくい」というカロリーをコントロールするうえでのボーダーラインとなるもの。日常の活動や運動量の多い人ほど消費エネルギーが多くなります。

参考表　推定エネルギー必要量(kcal/日)

性別	男性			女性		
身体活動レベル	I	II	III	I	II	III
18〜29(歳)	2300	2650	3050	1700	2000	2300
30〜49(歳)	2300	2700	3050	1750	2050	2350
50〜64(歳)	2200	2600	2950	1650	1950	2250
65〜74(歳)	2050	2400	2750	1550	1850	2100
75以上(歳)	1800	2100	—	1400	1650	—

※出典／『日本人の食事摂取基準(2020年版)』(厚生労働省)

※非糖尿病の人の目安です

身体活動レベル

低い(I)

生活の大部分が座っていて、静的な活動が中心の場合。Iは、食事でのカロリー制限だけではなく、活動量を増やす必要がある。

(例)事務職の人など。

ふつう(II)

座っていることが多い仕事だが、職場内での移動や立位での作業・接客など、通勤、買い物での歩行、家事、軽いスポーツをしている場合。

(例)外回り営業職の人など。

高い(III)

移動や立位の多い仕事をしている。あるいは、スポーツなど趣味で活発な運動習慣を持っている場合。

(例)建設作業員など。

STEP 2 最低限必要なエネルギー、基礎代謝量の目安を知ろう

基礎代謝量は、生命活動の維持に必要なエネルギー。摂取カロリーが基礎代謝量以下だと、体は危機を感じて筋肉を分解し、省エネモードに。摂取カロリーは基礎代謝量以下にならないよう設定しましょう。

参照体重における基礎代謝量

性別	男性			女性		
年齢	基礎代謝基準値 (kcal/kg体重/日)	参照体重 (kg)	基礎代謝量 (kcal/日)	基礎代謝基準値 (kcal/kg体重/日)	参照体重 (kg)	基礎代謝量 (kcal/日)
18〜29(歳)	23.7	64.5	1530	22.1	50.3	1110
30〜49(歳)	22.5	68.1	1530	21.9	53	1160
50〜64(歳)	21.8	68	1480	20.7	53.8	1110
65〜74(歳)	21.6	65	1400	20.7	52.1	1080
75以上(歳)	21.5	59.6	1280	20.7	48.8	1010

※出典／『日本人の食事摂取基準(2020年版)』(厚生労働省)

基礎代謝より
エネルギーが不足してしまうと
筋肉が減って代謝が低下。
リバウンドしやすい
体になってしまうんだよ

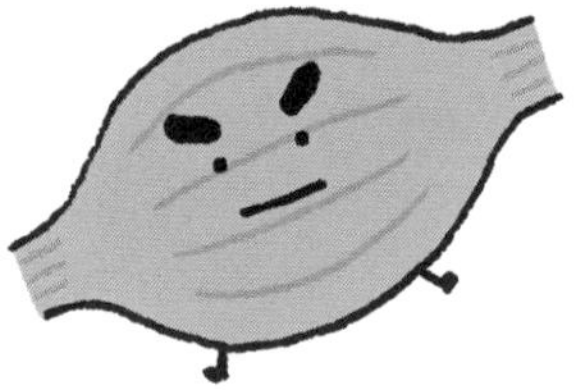

STEP 3 ❶❷をもとに摂取カロリーの目標を決め、日常食、お楽しみ食で調整

1日の消費エネルギーより少なく、基礎代謝量より多い、無理のない1日の摂取カロリーの目標を立ててみましょう。それをもとに1食の摂取カロリーを設定し、日常の食事でカロリーを調整する基準に。

体脂肪を1kg減らすには −7200kcal

大きな数字に見えますが、
日常でコツコツ積み重ねれば大丈夫！

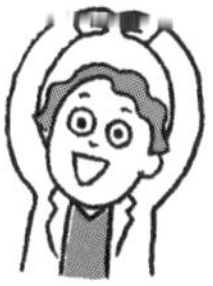

例 1日の消費エネルギーが2000kcalなら

1日 −300kcal
↓
1700kcalを
目標に

1食500kcal、
間食は200kcalを
目安にしようかな。

ランチでオーバーしたら
夕食のカロリーを
抑えよう。

1か月(30日)で
−9000kcal
−1.25kg

3か月(90日)で
−27000kcal
−3.75kg

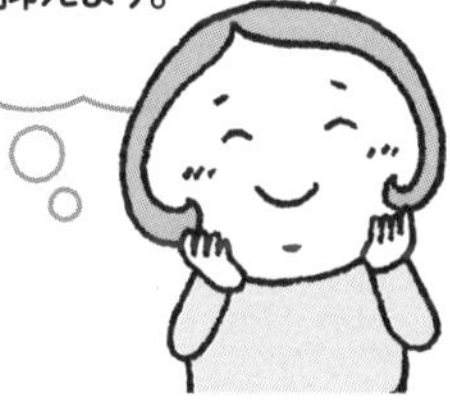

量の
コントロール法❷

糖質 編

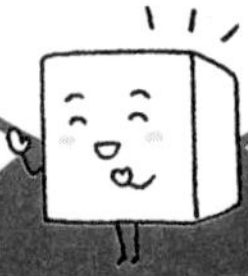

血糖値の爆上げを防ぐ第一歩は自分の茶碗でごはんの量をはかること

P．94でＡＲＩＣ研究の統計データ（理想的な炭水化物の割合は50～55％）を紹介しましたが、**減量で脂肪燃焼のエンジンを起動させるには、これよりも糖質量を一時的に抑え、減量を達成して維持期に入ったら、じょじょに糖質量を増やしましょう。**

糖質量は細かく計算すると面倒ですが、コンビニのおにぎり1個（ごはん１００ｇ）の糖質量40ｇほどを1食の基準にすると簡単。これを、〝おにぎりカーボカウント〟と言ったりします。自分の茶碗だとごはん１００ｇがどれぐらいか、キッチンスケールではかって目で確かめると、太らない量の感覚が身につきます。最初は少ないなぁと思うかもしれませんが、たんぱく質・食物繊維ファーストでおかずから食べるとおなかが満たされるので、ごはんを少なめにしても意外と満足できますよ。

STEP 1 ダイエット中の主食の量の目安をざっくり知っておく

＼ 糖質量は1食およそ40gに ／

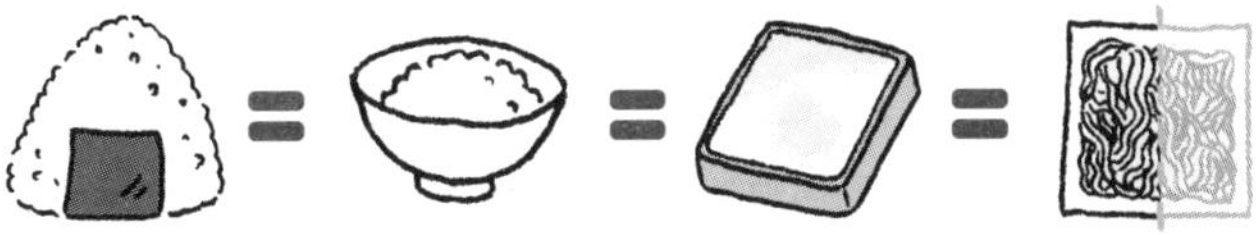

おにぎり	白米ごはん	食パン	中華麺（ゆで）
1個	茶碗小盛り1杯分	6枚切り1枚	約1/2玉
（100g）	（100g）	（60g）	（100g）

減量中の主食の糖質量（1日）の目安

男性 250gほど

女性 150gほど

左は目安で、活動量に応じて糖質量を調整して。1日の糖質量150gなら、間食やおかずに含まれる糖質を勘案すると、おにぎり1個（ごはん100g）の糖質40gほどが1食の主食の糖質量の目安です。

血糖おじさん家は…

少なめ

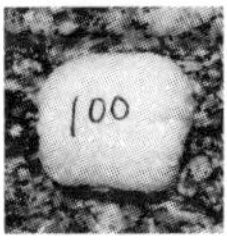

減量中で糖質量を抑えたいとき

ふつう

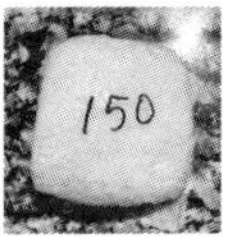

ふだんは茶碗1杯分

多め

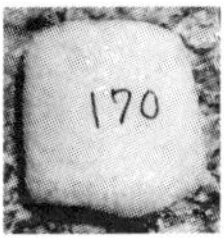

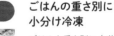

しっかり食べたい日

ごはんの重さ別に小分け冷凍

ごはんを重さ別に小分け冷凍しておくと、量の調整に便利。外食後や減量中はごはん100gに。普段は150g、しっかり食べたい日は170g食べます。

STEP 2 よく食べているもの、飲んでいるものの隠れ糖質をチェックする

グラノーラ、ポテトサラダ、野菜ジュースや機能性ドリンクなど、一見、体によさそうなものにも糖質が多く含まれています。主食と重なって糖質をとり過ぎていないかチェックしてみましょう。

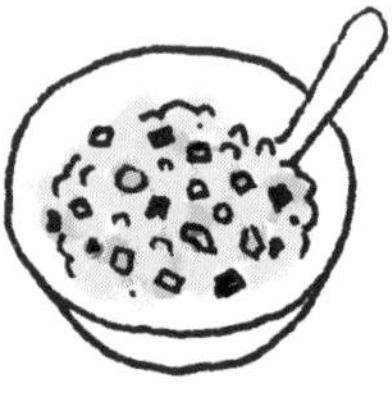

フルーツ入りグラノーラ

無意識に大盛りにすると
糖質オーバーに!?

穀類やドライフルーツは糖質が多いので、たくさん食べると高糖質に。表示の1食分をはかって食べましょう。

ポテトサラダ

いも類には糖質が多いので
主食の量と合わせて調整を

ポテトサラダ、肉じゃが、かぼちゃの煮物などを主食と組み合わせると糖質量が多めになります。

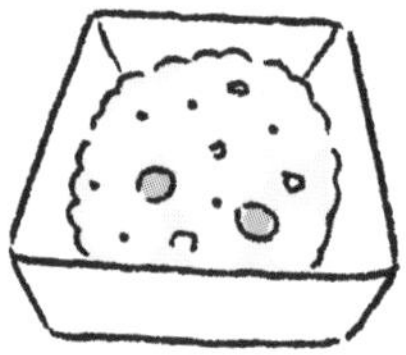

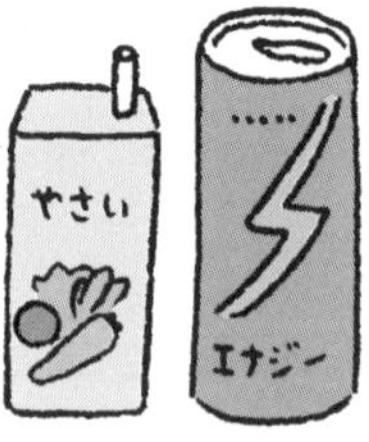

野菜ジュース・機能性ドリンク

栄養がとれるけれど
成分表示を見ると高糖質!

野菜ジュース、加糖のエナジードリンク、機能性ドリンクなどの栄養成分は、ほとんどが炭水化物(おもに糖質)です。

STEP 3　15時の間食で糖質を10gとり、夕食の血糖値スパイクを予防

果物100gで
だいたい糖質10g

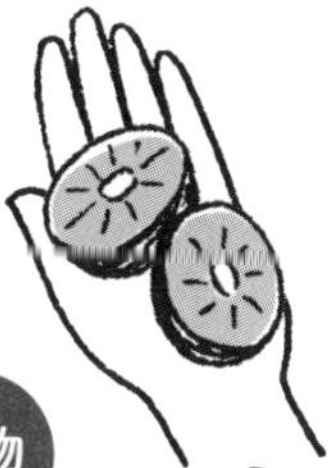

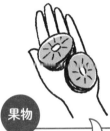

果物

片手の手のひらに
のるぐらいが100g

15〜16時ごろに果物などから糖質を10gほどとり、インスリンをちょこっと出しておくと膵臓の準備運動に。夕食での血糖値スパイクが防げ、空腹による爆食いも抑えられます。

おすすめの間食

- □ 果物（ブルーベリー、キウイフルーツなど）
- □ ギリシャヨーグルト
- □ 好みの味のプロテイン

STEP 4　加糖のペットボトル飲料を水がわりにたくさん飲むのを卒業

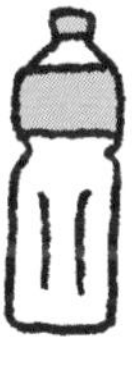

夏は
スポーツ飲料の
飲み過ぎで
高血糖になる
人も！

加糖ドリンクを日常的に飲むと高血糖に。血液がドロドロになると喉の渇きを感じ、また甘い飲み物を口にするのを繰り返して肥満や糖尿病を招きます。水分補給には水か無糖のお茶を。

血糖おじさんが体を張って検証！

～糖質量と血糖値～

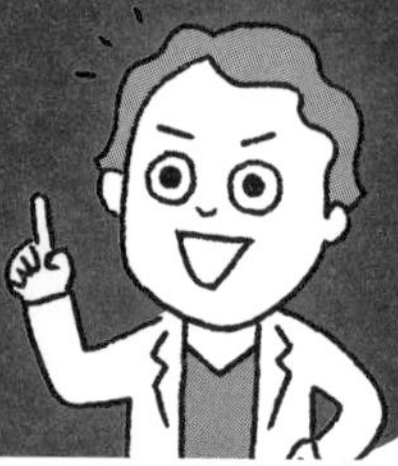

1 糖質量は120g!

おにぎり3個を早食いしたら血糖値は爆上がりするのか？

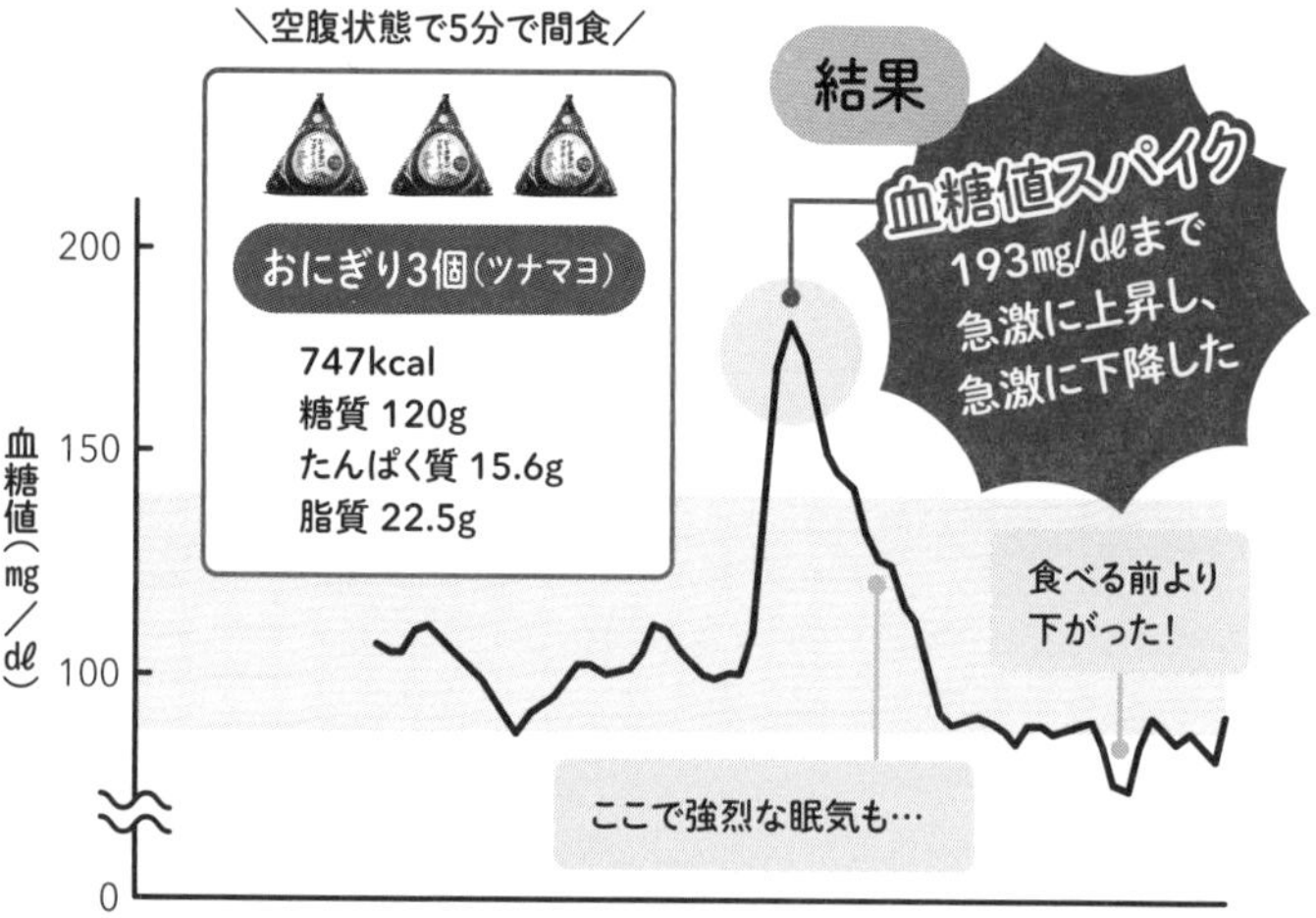

＼空腹状態で5分で間食／
おにぎり3個(ツナマヨ)
747kcal
糖質 120g
たんぱく質 15.6g
脂質 22.5g
結果
血糖値スパイク
193mg/dℓまで急激に上昇し、急激に下降した
食べる前より下がった！
ここで強烈な眠気も…
血糖値(mg/dℓ)
200
150
100
0

予想通り、おにぎり3個を早食いすると血糖値スパイクがすさまじかった

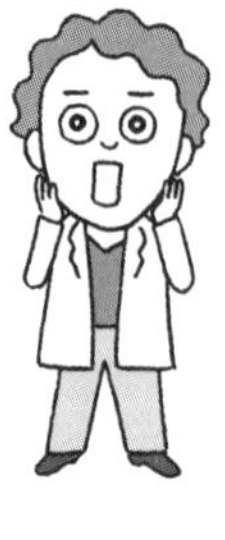

食後、高血糖になったときは症状がなく、血糖値が急降下するとすごく眠くなりました。これはおにぎり3個という極端な食べ方による食後血糖値ですが、おにぎり+菓子パン、丼もの、麺の単品で糖質量が100gほどになることも。コンビニ飯では糖質量のチェックが必須です。

※血糖値の測定機器は、『FreeStyleリブレ』を使用しました。

※食後の血糖値の変動の数値は個人差があります。肥満、遺伝的要因、睡眠不足やストレス、空腹時間の長さなどによっても食後に血糖値が上がりやすくなります。

② 糖質40gほどにして おにぎりを1個だけ食べたら血糖値はどうなるか？

おにぎり1個（ツナマヨ）

249kcal
糖質 40g
たんぱく質 5.2g
脂質 7.5g

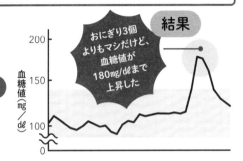

結果
おにぎり3個よりもマシだけど、血糖値が180mg/dℓまで上昇した
摂取カロリーは上がったけど血糖値のピークが140mg/dℓで収まった
血糖値（mg／dℓ）
200
150
100
0

おにぎり1個でも空腹時に食べると血糖値が急上昇した

おにぎり1個（糖質40g）だけなのですが、空腹時に食べたら血糖値が180mg/dℓまで急上昇しました。そこで、下の③では、糖質量を同じ40gにしつつ、“たんぱく質ファースト”で食べた場合の食後血糖値も検証してみることにしました。

③ サラダチキン→おにぎり1個の順に食べたら血糖値はどうなる？

サラダチキン

100kcal　糖質 0g
たんぱく質 20g
脂質 2g

↓

おにぎり1個（ツナマヨ）

栄養成分は上と同

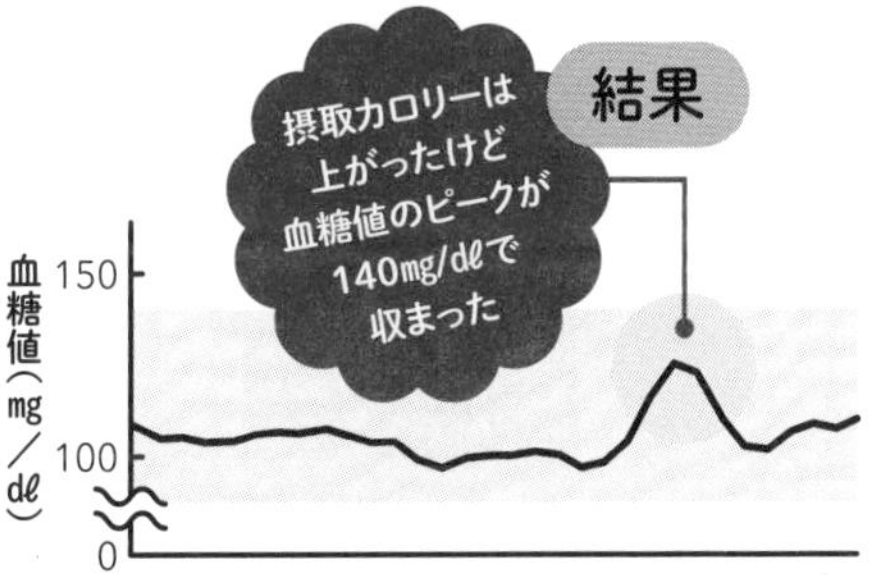

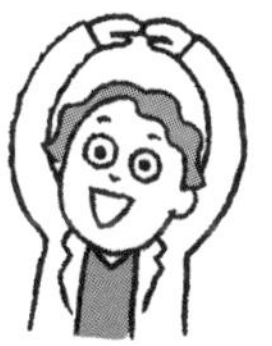

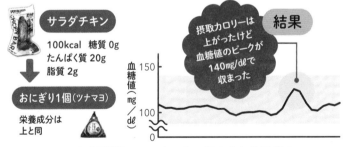

たんぱく質ファーストの食べ順の合わせワザで血糖値の急上昇を抑えられた！

おにぎり1個にサラダチキンをプラスした分、上の②より摂取カロリーは高くなりましたが、肉を先に食べる“たんぱく質ファースト”を実践したら、食後の血糖値の変動がゆるやかに。血糖値スパイクの山をつぶせました。

量の
コントロール法❸

たんぱく質 編

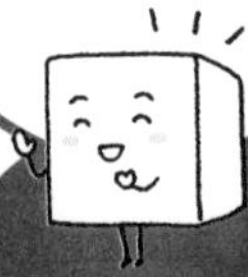

筋肉の材料・たんぱく質をしっかりとって ダイエット中の筋肉量の減少を防ごう

摂取カロリーや糖質の量を減らすと、エネルギー不足となって血糖値も下がり、筋肉のたんぱく質が分解されやすくなります。ですから、ダイエットでは筋肉量の減少を防ぐ対策が必要。**筋肉が1kg減ると消費カロリーが50kcal減る**といわれており、少しのように思えますが毎日積み重ねれば大きな量に。「ダイエット前と同じ量を食べているのに、太りやすくなった?」と感じるようになります。

減量中の筋肉量の減少を防ぐ対策が、**筋肉の材料になるたんぱく質を1日3食、間食でこまめにとる**こと。起床後は血糖値が下がっていて筋肉の分解が進みやすいので、特に朝食ではたんぱく質をしっかりとりましょう。たんぱく質の摂取は満足感のアップ、インスリン分泌を促して血糖値スパイクの予防にも役立ちます。

STEP 1 たんぱく質の1日の目安量を知っておこう

ダイエット中に筋肉量や骨量の減少を防ぎ、ハリのある肌を保つには、たんぱく質を毎日摂取する必要があります。下記を参考にして1日にたんぱく質がどれぐらい必要かを把握しましょう。

たんぱく質の食事摂取基準

18〜64歳の推奨量 ※65歳以上は60g	男性 65g／日
18歳以上の推奨量	女性 50g／日

運動量と体重から
1日のたんぱく質量の目安を知る方法も！

運動習慣がない人

体重(kg) ✖ 1.0〜1.2 ＝ 　　g／日

筋トレなど運動習慣がある人

体重(kg) ✖ 2.0 ＝ 　　g／日

運動している人は、筋肉の修復のために
たんぱく質がより多く必要になるよ！

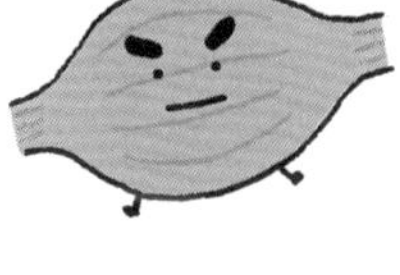

STEP 2 ❶の1日のたんぱく質量の目標を3食と間食に分けてこまめにとる

たんぱく質は1食でまとめてとるのではなく、下の例のように1日のたんぱく質量(P.107)を朝、昼、夕の食事と間食に配分してこまめにとりましょう。血中のアミノ酸濃度が一定になり、筋肉の分解を抑えられます。

例 1日のたんぱく質量の目標が60gなら…

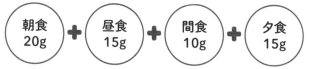

朝食 20g ＋ 昼食 15g ＋ 間食 10g ＋ 夕食 15g

特にしっかり！（朝食）

おやつでもとろう！（間食）

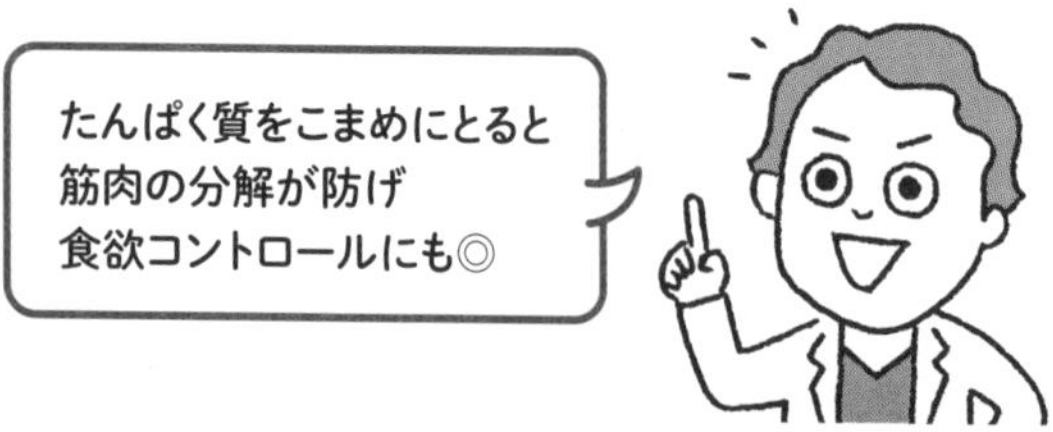
たんぱく質をこまめにとると
筋肉の分解が防げ
食欲コントロールにも◎

STEP 3 たんぱく質が不足しやすい朝食などは先読みして食材をスタンバイ

「朝食はおにぎりやパンだけ」「昼食は麺の単品になりそう」など、糖質に偏りやすくたんぱく質が不足しそうなタイミングを先読みし、次のページのような手軽なたんぱく質の食材を用意しておきましょう。

手軽にとれる！　たんぱく質食材

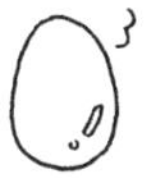

ゆで卵
（1個）

たんぱく質量：5.8g

コンビニでも買え、たんぱく質が足りないときのちょい足しに活躍。味玉を作り置きしても。

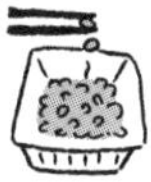

納豆
（1パック）

たんぱく質量：5.8g

大豆の良質な植物性たんぱく質、腸を元気にする水溶性食物繊維、納豆菌もとれます。

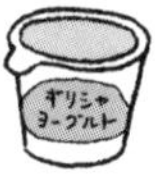

ギリシャヨーグルト
（1個）

たんぱく質：約10g

筋肉を育てるBCAAがとれます。加糖タイプでも糖質10g台なので、好みの味でOK。

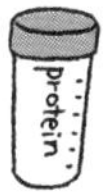

プロテイン
（1食）

たんぱく質：15～20g

朝食や間食のたんぱく質補給に便利。ホエイでもソイでも好みの種類、味をチョイスして。

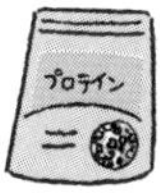

たんぱく質強化グラノーラ（1食）

たんぱく質：15～20g

植物性たんぱく質がとれる大豆グラノーラも。牛乳をかけるとたんぱく質量がさらにアップ。

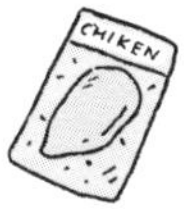

サラダチキン
（1パック）

たんぱく質：約24g

脂質が少なく高たんぱく。わが家はしょうが焼き風のサラダチキンを作り置きしています。

そのほかにも…

- □ サバ水煮缶（100g） 20.9g
- □ 魚肉ソーセージ（1本） 7.7g
- □ ちくわ（小1本） 3.3g
- □ あたりめ（14g） 9.4g
- □ 冷奴（小1丁） 10.8g
- □ 豆腐バー（1本） 10.0g
- □ 茶碗蒸し（1個） 7.6g
- □ 大豆水煮（100g） 12.9g
- □ 大豆ミート（80g） 11.6g
- □ プロテインバー（1本） 15～25g

※たんぱく質量は商品によっても異なります。

量のコントロール法④

脂質編

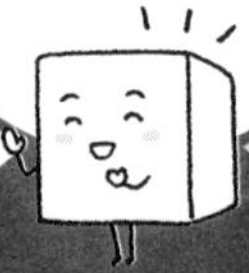

糖質を控えた分、肉や揚げ物、加工品で脂質とり放題にならないよう注意

糖質をコントロールしてもなかなかやせない人に多いのが、脂身の多い肉や揚げ物など脂っこい料理をよく食べて〝脂質とり放題〟になり、摂取カロリーがオーバーしているケース。肉は脂身の少ない部位を選ぶ、油脂をたくさん使う揚げ物や炒め物より蒸し料理にするなど、食材選びや調理法の工夫で脂質を抑えましょう。

また、注意しなければいけないのが肉・肉加工品などに含まれる飽和脂肪酸。長期的に飽和脂肪酸をとり過ぎると、動脈硬化を引き起こしやすくなります。できるだけ**牛・豚肉よりも脂質が少ない鶏肉**（皮を除く）、**不飽和脂肪酸を含む魚介を選び、豆・大豆製品の植物性たんぱく質を意識的にとり入れましょう。**豆腐や納豆、ゆで大豆のほか、ひき肉のように使える大豆ミートも出てきています。

脂身の多い牛・豚肉を避け、鶏肉や魚、植物性の豆・大豆製品を中心に

厚生労働省が設定するPFC（たんぱく質、脂質、炭水化物）バランスでは、1日の摂取カロリーのうち脂質の目標量の割合は20～30％とされ、このうち飽和脂肪酸は7％以下となっています。

理想のPFCバランス
（維持期の参考）

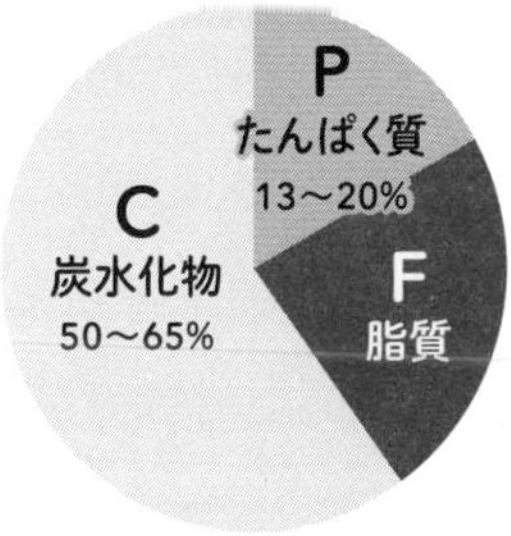

脂質の食事摂取基準

目標量（18歳以上）

20～30％

1日の摂取カロリーに占める脂質の割合

↓

このうち飽和脂肪酸　7％以下

肉・肉加工品の脂身、バターなど乳製品に多い

※出典／『日本人の食事摂取基準（2020年版）』（厚生労働省）

減量中、糖質を制限して
上記の割合より減らすと、
たんぱく質、脂質の割合が多くなります。
できるだけ動物性の食品に偏らず、
豆・大豆など植物性の食品も
とり入れましょう！

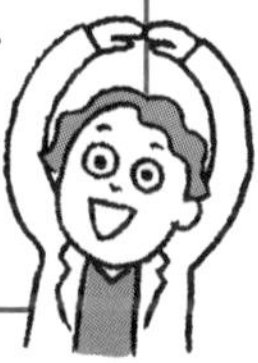

・脂質量の一覧表

肉はできるだけ脂質が少ない部位を選びましょう。魚介の不飽和脂肪酸は血中の中性脂肪を下げます。植物性たんぱく質は、豆・大豆製品、穀物からもとれます。

参考／『日本食品標準成分表 2020年版（八訂）』（文部科学省）、『食品の栄養とカロリー事典 第3版』（女子栄養大学出版部）

動物性食品

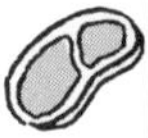

	食品名	量	たんぱく質	脂質
肉・肉加工品	鶏むね肉（皮なし）	1枚（255g）	49.0g	4.1g
	鶏もも肉（皮なし）	1枚（220g）	35.9g	9.5g
	鶏ささみ	1本（50g）	9.9g	0.3g
	豚こま切れ肉	100g	15.0g	18.0g
	豚肩ロース肉（脂身つき）	100g	17.1g	19.2g
	豚バラ肉	100g	14.4g	35.4g
	豚もも肉（脂身つき）	100g	20.5g	10.2g
	豚ヒレ肉	100g	22.2g	3.7g
	豚ひき肉	100g	17.7g	17.2g
	牛サーロイン肉（脂身つき）	100g	17.4g	23.7g
	牛もも肉（脂身つき）	100g	19.6g	8.6g
	ベーコン	1枚（17g）	1.9g	6.5g
	ウインナーソーセージ	1本（20g）	2.1g	5.9g
魚介類、魚加工品	アジ	1尾（正味重量70g）	11.8g	2.5g
	カジキ（メカジキ）	1切れ（100g）	15.2g	6.6g
	カツオ（秋獲り）	100g	25.0g	6.2g
	サケ（シロサケ）	1切れ（100g）	18.9g	3.7g
	タラ	1切れ（100g）	14.2g	0.1g
	クロマグロ（赤身）	100g	26.4g	1.4g
	クロマグロ（脂身）	100g	20.1g	27.5g
	サバ水煮缶詰	100g	20.9g	10.7g
	バナメイえび	100g	19.6g	0.6g
	スルメイカ	100g	17.9g	0.8g

食材別たんぱく質量

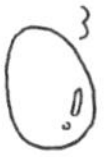

分類	食品名	量	たんぱく質	脂質
卵、乳・乳製品	卵	1個(正味重量55g)	6.2g	5.1g
	牛乳(普通牛乳)	コップ1杯(150g)	4.5g	5.3g
	ヨーグルト(全脂無糖)	100g	3.6g	3.0g
	プロセスチーズ	スライス1枚(18g)	3.9g	4.4g
	カッテージチーズ	大さじ1(15g)	2.0g	0.6g

植物性食品

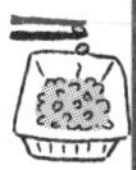

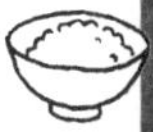

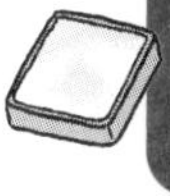

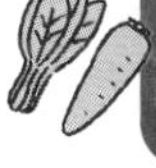

分類	食品名	量	たんぱく質	脂質
大豆製品	蒸し大豆(ドライパック)	1カップ(140g)	22.1g	12.9g
	絹ごし豆腐	1丁(300g)	15.9g	9.6g
	木綿豆腐	1丁(300g)	20.1g	13.5g
	厚揚げ	大1枚(200g)	20.6g	21.4g
	納豆	1パック(40g)	5.8g	3.9g
	豆乳(無調整)	コップ1杯(150g)	5.1g	2.7g
穀物	ごはん(精白米)	茶碗1杯(150g)	3.0g	0.3g
	玄米ごはん	茶碗1杯(150g)	3.6g	1.4g
	赤飯	茶碗1杯(150g)	5.4g	0.8g
	うどん(ゆで)	1袋(200g)	4.6g	0.6g
	そば(ゆで)	1袋(160g)	6.2g	1.4g
	スパゲッティ(ゆで)	220g	11.7g	1.5g
	中華麺(ゆで)	210g	10.1g	1.1g
	食パン(6枚切り)	1枚(60g)	4.4g	2.2g
	全粒粉パン(6枚切り)	1枚(60g)	4.3g	3.2g
野菜	枝豆(冷凍)	100g	13.0g	7.6g
	豆苗	100g	3.8g	0.4g
	グリーンピース(ゆで)	100g	8.3g	0.2g
	ブロッコリー(ゆで)	100g	3.9g	0.4g

量の
コントロール法⑤

食物繊維 編

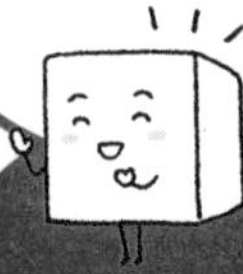

不足しやすい食物繊維は、自然にとれるよう食事に組み込んでしまおう

炭水化物は、糖質と食物繊維の総称。食物繊維は１ｇあたり０～２ｋｃａｌで、小腸で吸収されずに大腸まで届き、発酵・分解されるとエネルギーを生み出します。食物繊維には不溶性と水溶性の２種類あり、水に溶けない不溶性食物繊維は胃で水分を吸ってふくらんで満足感をアップさせ、腸壁を刺激して腸のぜん動運動を促します。また、**水溶性食物繊維は水に溶けてドロドロになり、腸内で糖の吸収を抑えて血糖値の上昇をゆるやかに。**腸内の善玉菌のエサになって短鎖脂肪酸を増やすことで、やせやすい体づくりを助ける働きもあります。

食物繊維は不足しやすいので、主食や定番の副菜、汁ものなどに食物繊維が豊富な食材を使い、自然にとれる形で食事に組み込んでしまうのがおすすめです。

食物繊維がとれる主食を定番化 ネバネバ食材を冷蔵庫にストック

主食を食物繊維がとれるもの（玄米、もち麦ごはん、ライ麦パンなど）にするのが摂取量を増やすコツ。納豆、もずく酢などのネバネバ食材からは水溶性食物繊維がとれ、血糖値の上昇を抑えます。

食物繊維の種類

水溶性食物繊維

- 糖質や脂質の吸収をゆるやかにする
- 便をやわらかくする
- 腸内で善玉菌のエサになる

不溶性食物繊維

- 便のカサを増やす
- 腸壁を刺激してぜん動運動を促す
- 水分を吸って、腹持ちをよくする

食物繊維が多いおすすめの食材

- 主食……大麦・もち麦・玄米・雑穀米のごはん、オートミール、全粒粉パンやパスタ、小麦ブランのシリアル、そば
- ネバネバ食材……納豆、もずく酢、わかめ、めかぶ、オクラなど
- そのほか……ごぼう、モロヘイヤ、きのこ類、蒸し大豆、アボカド、キウイフルーツ、いちご、りんごなど

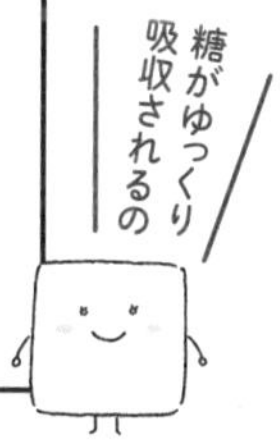

糖がゆっくり
吸収されるの

食物繊維の食事摂取基準

18〜64歳の1日の目標量

男性 21g以上

女性 18g以上

1食あたりだと6〜7g！

血糖おじさん家では…

もずく酢、納豆、冷凍刻みオクラを常備

夕食の最初にもずく酢を食べたり、朝食の納豆卵かけごはんに冷凍刻みオクラをトッピングしたりしています。

量のコントロール法❻

ボリューム編

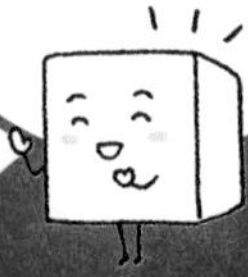

野菜、きのこなど低カロリー・低糖質食材で腹持ち&ボリュームアップ!

人間は、血糖値が下がったとき、胃が空っぽになったときに空腹を感じる（P.69）とお伝えしましたが、**食欲のコントロールには胃を長くふくらませておく**（腹持ちをよくする）**工夫をプラスすると効果的**です。血糖コントロールダイエットでは主食の量を少なめにしますが、その分、主菜や副菜、汁ものに低カロリーで低糖質な食材をたっぷり使い、ボリュームを出せば満足感をキープできます。

たとえば、緑の野菜（ブロッコリー、レタス、オクラ、きゅうり、セロリ、青菜）、もやし、きのこ、海藻、こんにゃくなどの食材が活躍。これらの食材から食物繊維をとると胃腸でゆっくり消化されて腹持ちがよくなります。僕の場合、夕食の最初にもずく酢と山盛りの野菜サラダを食べるのが習慣です。

山盛り野菜サラダ&具だくさん汁もので主食を食べる前に満足感を先取り

血糖おじさんの家では…

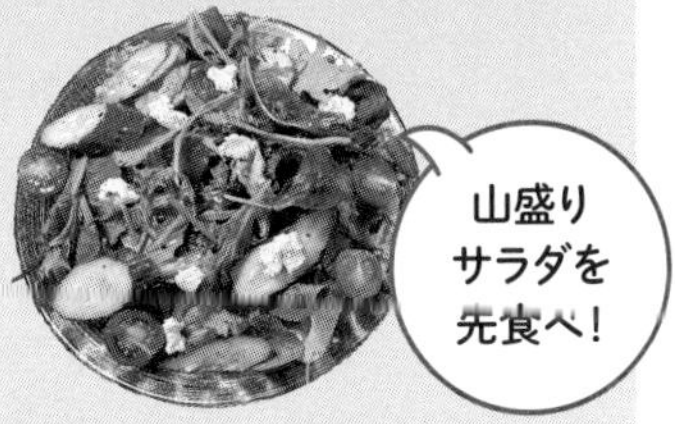
山盛り
サラダを
先食べ！

野菜の量は150gぐらい。食事の最初によくかんでゆっくり食べています。

ブロッコリーやレタスなどの野菜サラダは山盛りでも低カロリー・低糖質。生野菜が苦手なら、温野菜サラダやお浸し、野菜ときのこの汁ものなどでも。主食よりも先に食べると胃がふくらんで満足感が高まり、血糖値の急上昇も抑えられます。

主食をガッツリ食べたいときは市販の糖質オフ主食が活躍

血糖おじさんの家では…

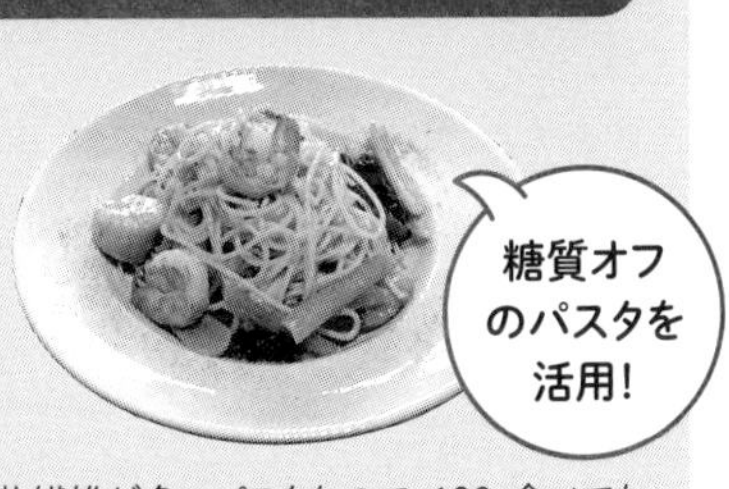
糖質オフ
のパスタを
活用！

食物繊維が多いパスタなので、100g食べても血糖値の上昇がゆるやかでした。

この数年で糖質制限が広がり、糖質オフのごはん、麺（パスタ、うどん）などの食品が改良され、おいしくなってきています。いろいろな商品を試して好みの味のものを見つけ、主食をしっかり食べたいときの置き換えに役立てても。

Column

3

血糖おじさんよりメッセージ

食事の見直しや運動を がんばっても血糖値が高めの方へ

口の中や腸内で慢性炎症が 起きているかも!? 歯周病ケア、 腸内環境を整えることで 血糖値が改善する方も！

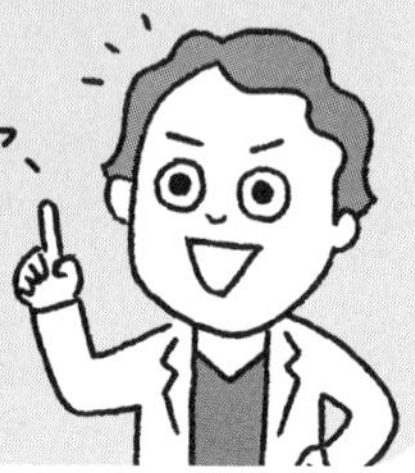

歯周病と糖尿病は相関関係があり、慢性炎症（P.76）の歯周病があると血糖値が下がりにくくなり、また、高血糖は免疫力を下げて歯周病を悪化させます。実際、「最近、口臭が気になって」という患者さんに対し、歯医者さんで歯周病の治療をし、歯磨きをていねいにしてもらうと血糖値の数値が好転することがよくあるんです。また、腸内環境の悪化による慢性炎症も高血糖と関わっており、食物繊維や発酵食品をとって便秘を解消することで血糖値が改善する方もいます。

第4章

時間・食べ順のコントロール

空腹感と闘わずに脂肪を減らす食べ方

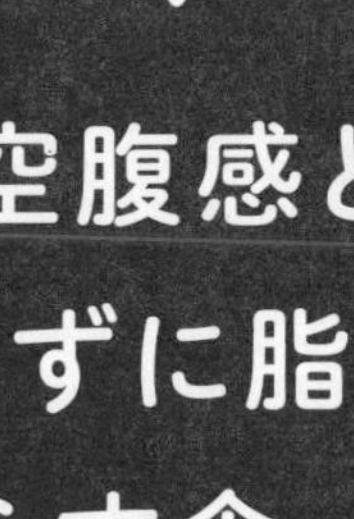

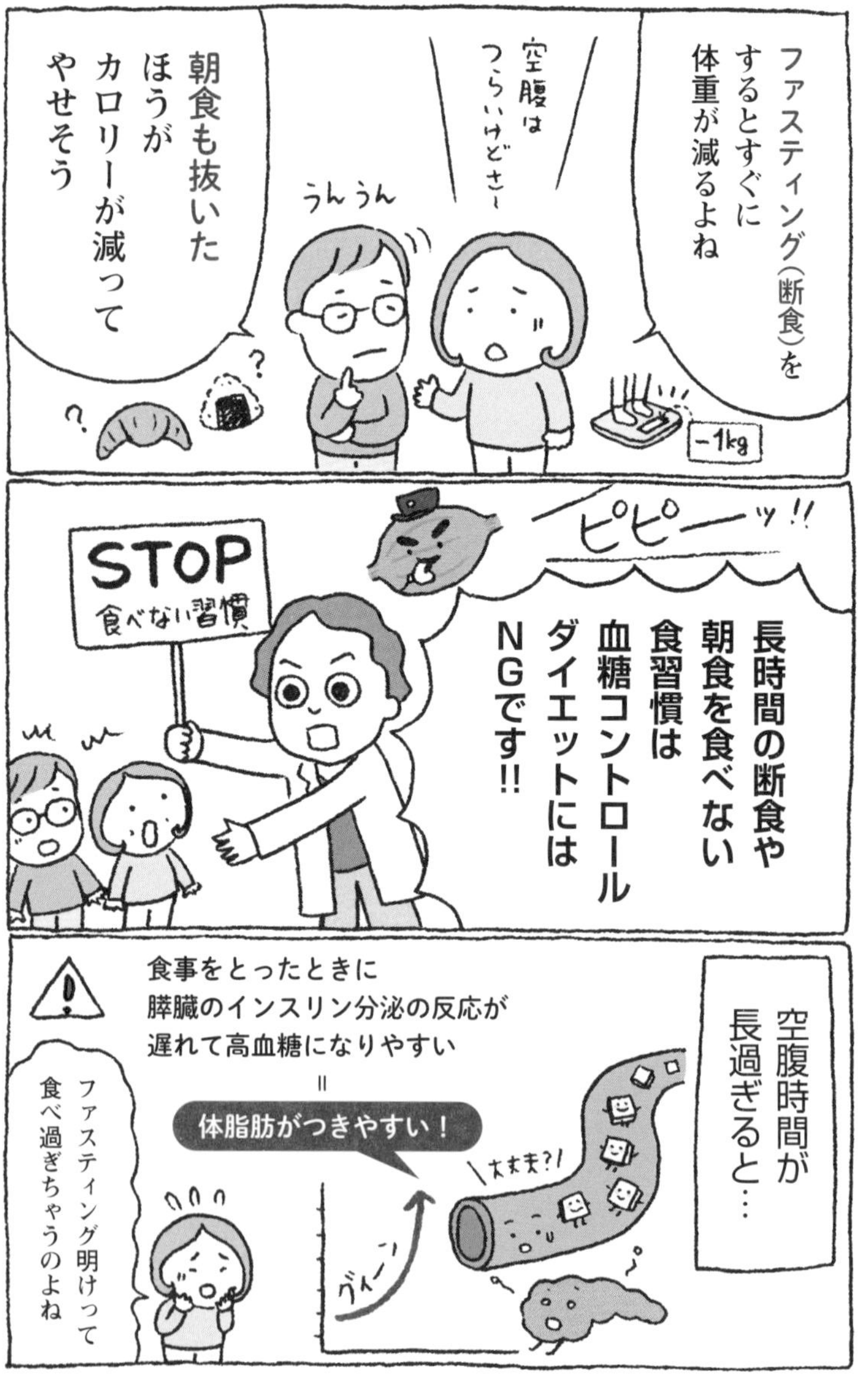

ファスティング（断食）をするとすぐに体重が減るよね
空腹はつらいけどさ〜
うんうん
朝食も抜いたほうがカロリーが減ってやせそう
−1kg
ピピーーッ!!
長時間の断食や朝食を食べない食習慣は血糖コントロールダイエットにはNGです!!
STOP
食べない習慣
空腹時間が長過ぎると…
食事をとったときに
膵臓のインスリン分泌の反応が
遅れて高血糖になりやすい
＝
体脂肪がつきやすい！
大丈夫?!
ヴィーン
ファスティング明けって食べ過ぎちゃうのよね

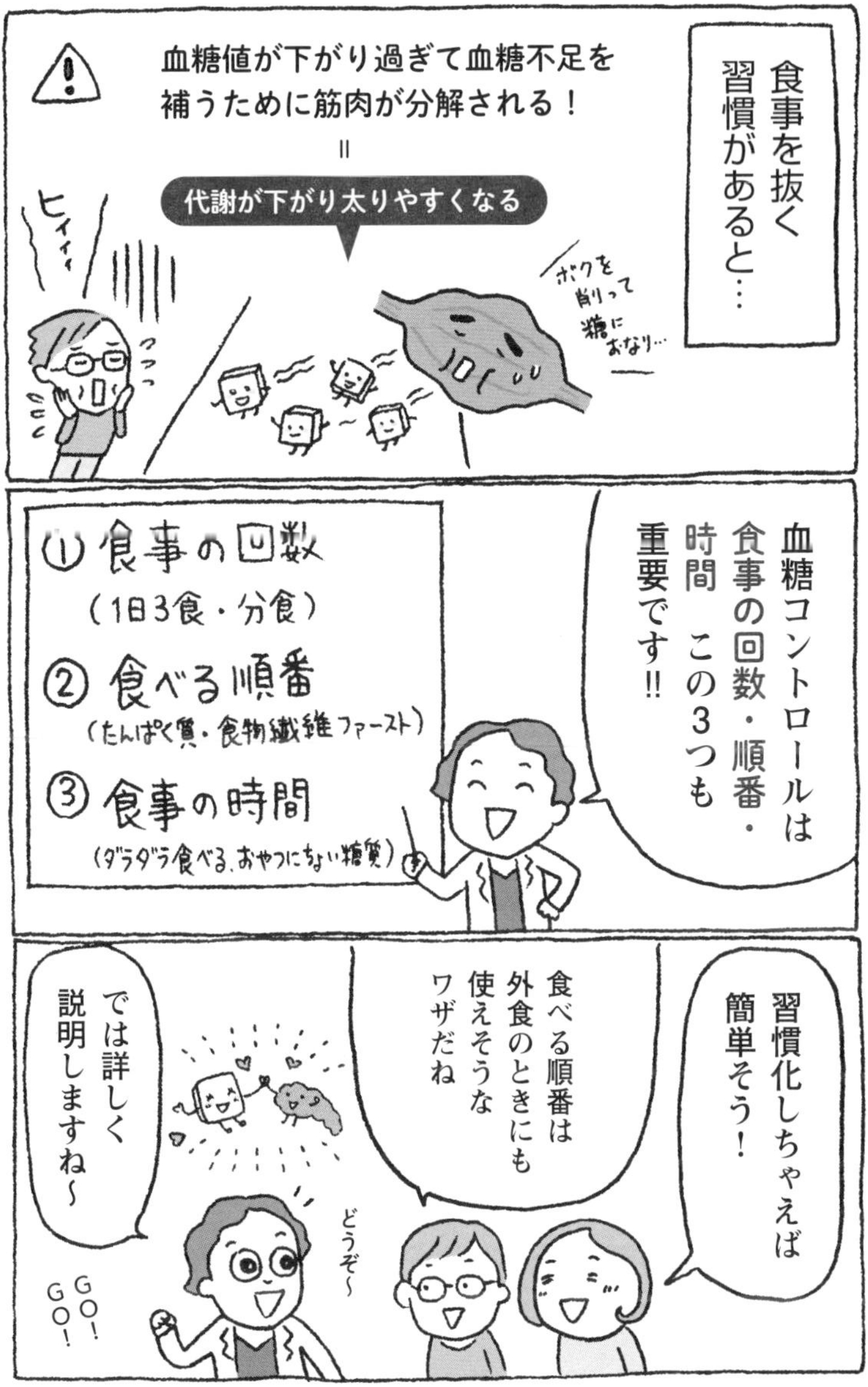
食事を抜く習慣があると…
血糖値が下がり過ぎて血糖不足を
補うために筋肉が分解される！
＝
代謝が下がり太りやすくなる
ヒィィィ
ボクを削って糖におなり…
血糖コントロールは食事の回数・順番・時間　この3つも重要です!!
①食事の回数
（1日3食・分食）
②食べる順番
（たんぱく質・食物繊維ファースト）
③食事の時間
（ダラダラ食べる、おやつにちょい糖質）
習慣化しちゃえば簡単そう！
食べる順番は外食のときにも使えそうなワザだね
では詳しく説明しますね〜
どうぞ〜
GO！GO！

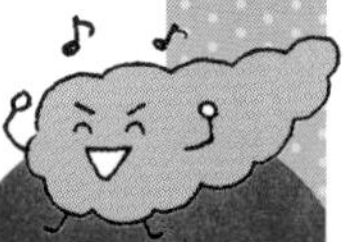

朝食抜きが血糖値スパイクの引き金!?
1日2食より3食のほうが血糖値が安定

「朝食を抜いて１日２食のほうが胃腸を休ませられるからダイエットや健康にいい」「いやいや、朝食をとったほうが代謝が上がってやせやすくなるでしょ」…そんな１日２食vs３食の論争はここで終わりにしましょう！

次のページの臨床研究では、**朝食なしの場合、次に食べる昼食やその後の夕食でも高血糖になりやすい**ことがわかっています。高血糖でインスリンが大量に分泌されると脂肪がつきやすくなり、さらに朝食を抜いて血糖値が下がると血糖を補うために筋肉の分解が進んで代謝が低下する懸念もあります。そのため、血糖コントロールダイエットには、朝食をとる１日３食のほうが有利といえます。ただ、１日２食のほうが調子がいいという人は、P.１２４を参考にしてください。

朝食あり（3食）と朝食なし（2食）の 1日の血糖値の変化

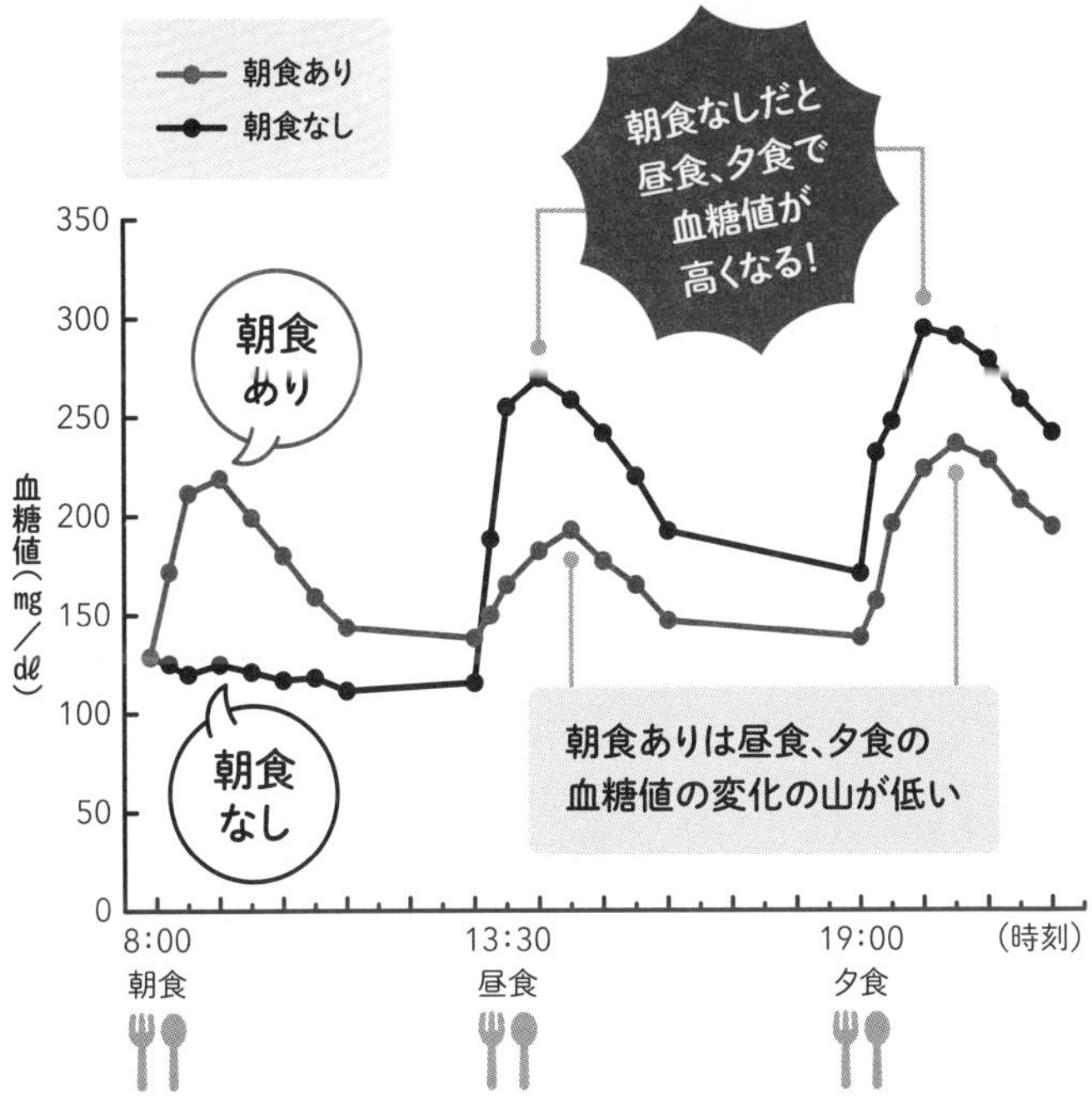

※出典／Diabetes Care. 2015;38(10):1820-1826

ベネズエラの2型糖尿病患者22人を対象にした臨床研究。消化管ホルモンのGLP-1はインスリン分泌を促す働きがありますが、「朝食なし」ではGLP-1が低下し、昼食とその後の夕食でも膵臓からのインスリン分泌の反応が低下して「朝食あり」と比べて食後高血糖になりました。朝食でのインスリン分泌が膵臓のβ細胞に記憶され、次の昼食や夕食でもインスリン分泌の反応がよくなると考えられています。

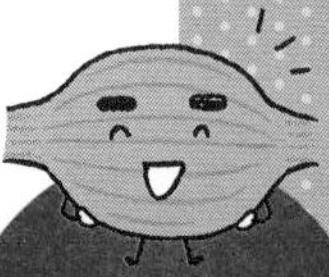

朝食や昼食を抜く派の人は量を少なくして〝分食〟する作戦もあり

「朝は食欲がないので、1日2食のほうが体調がいい」「昼食を食べないほうが食後に眠気がこなくて仕事に集中できる」という人もいますよね。血糖コントロールには「絶対に3食」というわけではないので、**食事を少量ずつ数回に分けて食べる「分食」**を試してみてください。やはり朝食を完全に抜くと空腹の時間が長くなって筋肉量が減りやすく、昼や夜の食事で血糖値スパイクが起こりやすくなります。飲み物のプロテイン、オートミール卵がゆなど**軽めのものでいいので、朝にたんぱく質をとりましょう。**また、**昼食を抜く派の人も、ほどほどの糖質量でたんぱく質がとれるものを分食**すれば、インスリンがちょこちょこ分泌されて太りにくく、一気に食べるよりも食後の眠気が出にくいので仕事の効率も落ちません。

朝、食欲がないときにおすすめ！

「朝から肉や魚を食べるのは重い」という場合は、飲み物のプロテイン、オートミール卵がゆなど軽めの朝食でたんぱく質を補給しても。

プロテイン

ホエイでもソイでも好みの種類・味でOK。僕は水溶性食物繊維のイヌリン小さじ1をプラスしています。

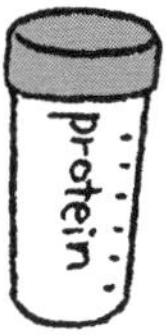
protein

オートミール卵がゆ

深めの耐熱皿（丼）にオートミール30g、水200ml、溶き卵を入れ、ふんわりラップをかけ電子レンジ（600W）で3分加熱。調味はお好みで。

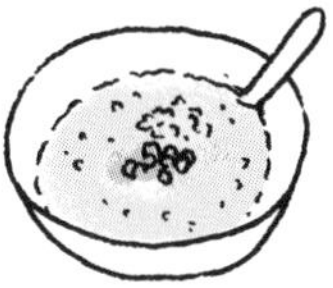

昼食を食べない派は分食を！

コンビニのおにぎり1個（ごはん100g）の糖質量は40gほどで太りにくく、たんぱく質が補えるサンドイッチも血糖コントロールの分食に活躍！

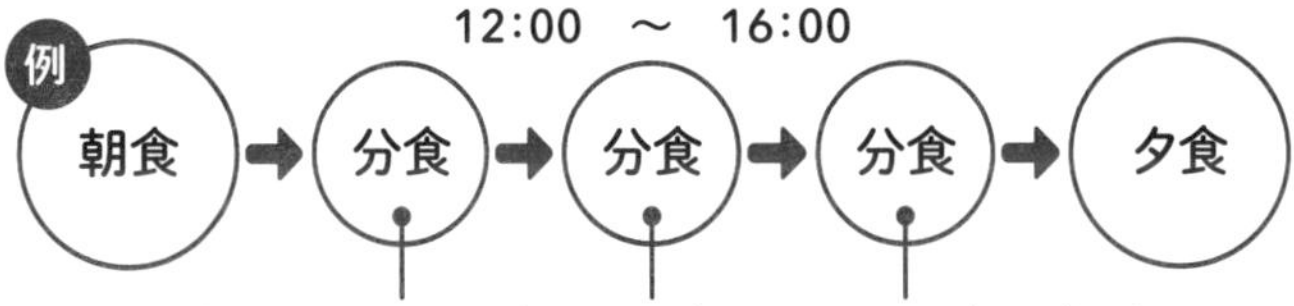
12:00　～　16:00
例
朝食
分食
分食
分食
夕食

昼・間食のメニューを仕事をしながらちょこちょこ少しずつ食べる

分食しやすいコンビニ飯

- □ もち麦おにぎり
- □ たんぱく質がとれるサンドイッチ（チキン、卵）
- □ プロテイン
- □ プロテインバー
- □ ギリシャヨーグルト など

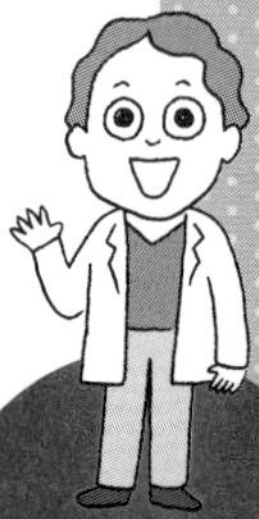

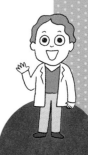

たんぱく質・食物繊維ファーストの食べ順を骨の髄まで習慣にしよう

食事でとった食べものは、胃の運動でかゆ状になると小腸へ順番に送られ、さらに消化されて腸壁から栄養素が吸収されます。つまり、**何をどんな順番で食べるかによって、胃腸での消化の速度や血糖値の上がり方が変わってくる**わけです。

食後高血糖による脂肪の蓄積を防ぐには、たんぱく質（肉・魚）のおかず、食物繊維（野菜、きのこ、海藻）のおかずを、主食よりも先に食べましょう。この〝たんぱく質・食物繊維ファースト〟の食べ順を行うと、胃腸での消化速度がゆっくりになり、主食の量を少なめにしても満足感が得られます。

僕は高校生のころから父に「野菜から食べなさい」と教え込まれ、今では特に意識しなくても野菜サラダを最初に食べるのが骨の髄まで習慣になっています。

ごはん、魚、肉の食べる順番による食後の血糖値の変化

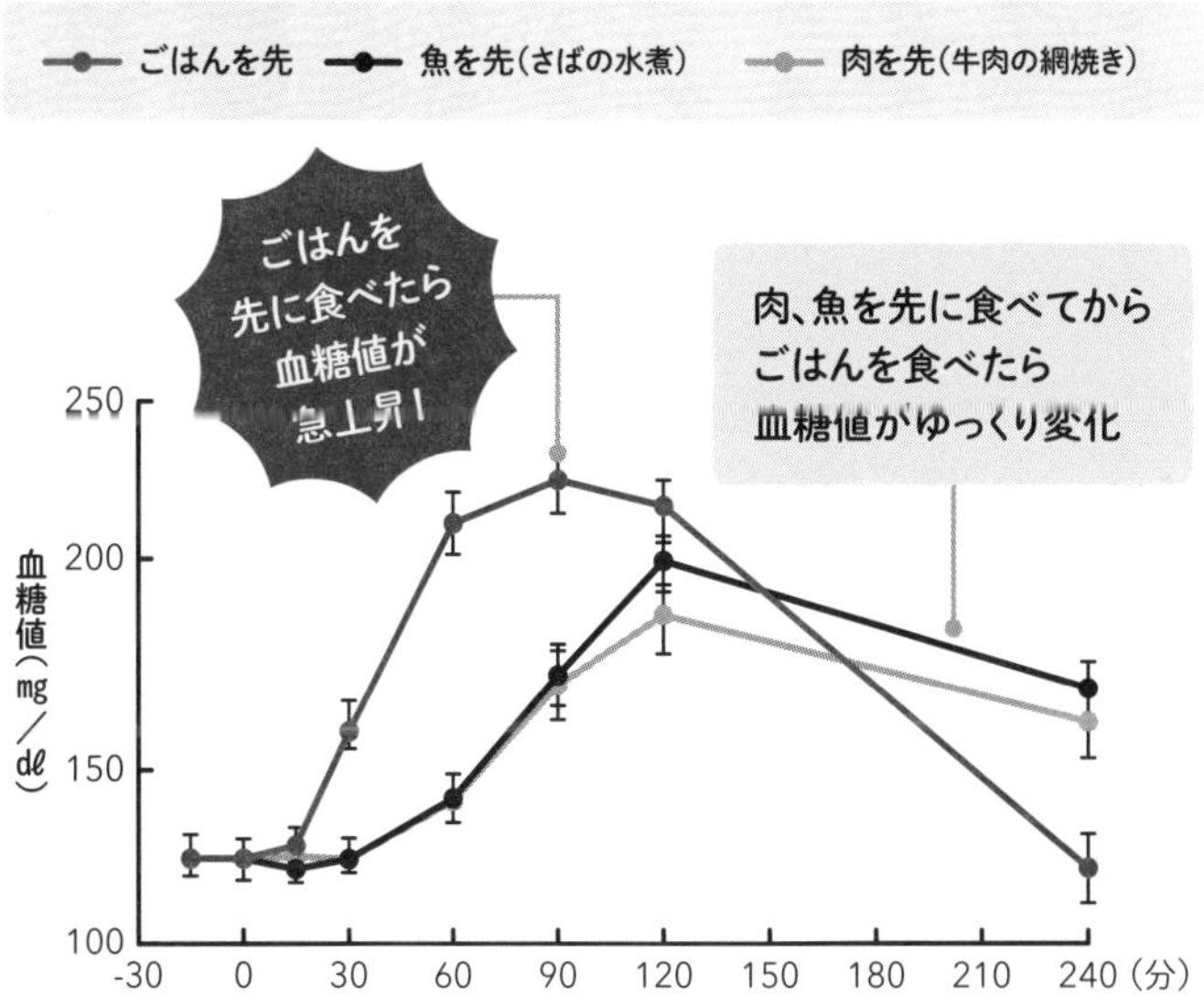

※出典／糖尿病 59(1)：30〜32, 2016

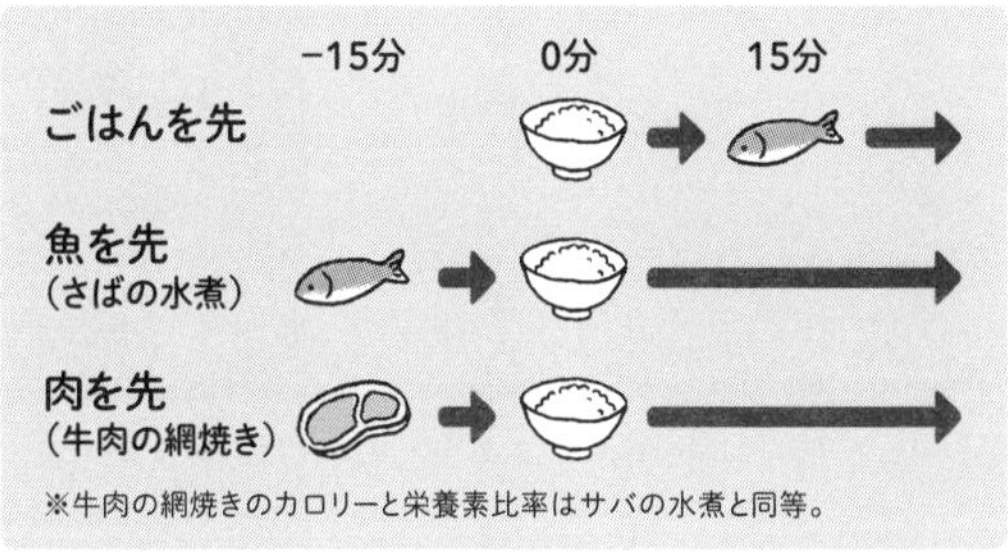

※牛肉の網焼きのカロリーと栄養素比率はサバの水煮と同等。

肉・魚を先に食べるとインスリン分泌を促す消化管ホルモンGLP-1の分泌が促進され、さらに胃の中の食べたものの排出が遅延。食後の血糖値の上昇が抑えられました。

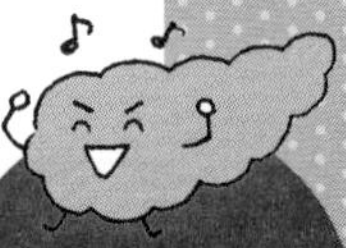

先食べするサラダのドレッシングの脂質も血糖値の上昇抑制のいい仕事をする

食物繊維は、**小腸で糖質の吸収を抑えて血糖値の上昇をゆるやかにし、さらに腸内環境を整えることでインスリンの効き（インスリン感受性）を改善**します。

コンビニ飯や外食でも、食物繊維がとれる野菜サラダをプラスして最初に食べるようにしましょう。「ダイエットのためにはノンオイルドレッシング」と思いがちですが、じつはドレッシングに使われる油の脂質も、食後血糖値の上昇の抑制を助ける仕事をします。脂質は胃の運動を抑えて食べたものの小腸への排出をゆっくりにする働きがあり、さらにドレッシングの酢の酢酸も同様に血糖値の上昇を抑える成分です。僕は夕食で野菜サラダを食べるとき、オリーブ油、りんご酢、塩、こしょうを混ぜたドレッシングをかけて最初に食べています。

野菜サラダ、ごはんの食べる順番による
食後血糖値の上昇の影響

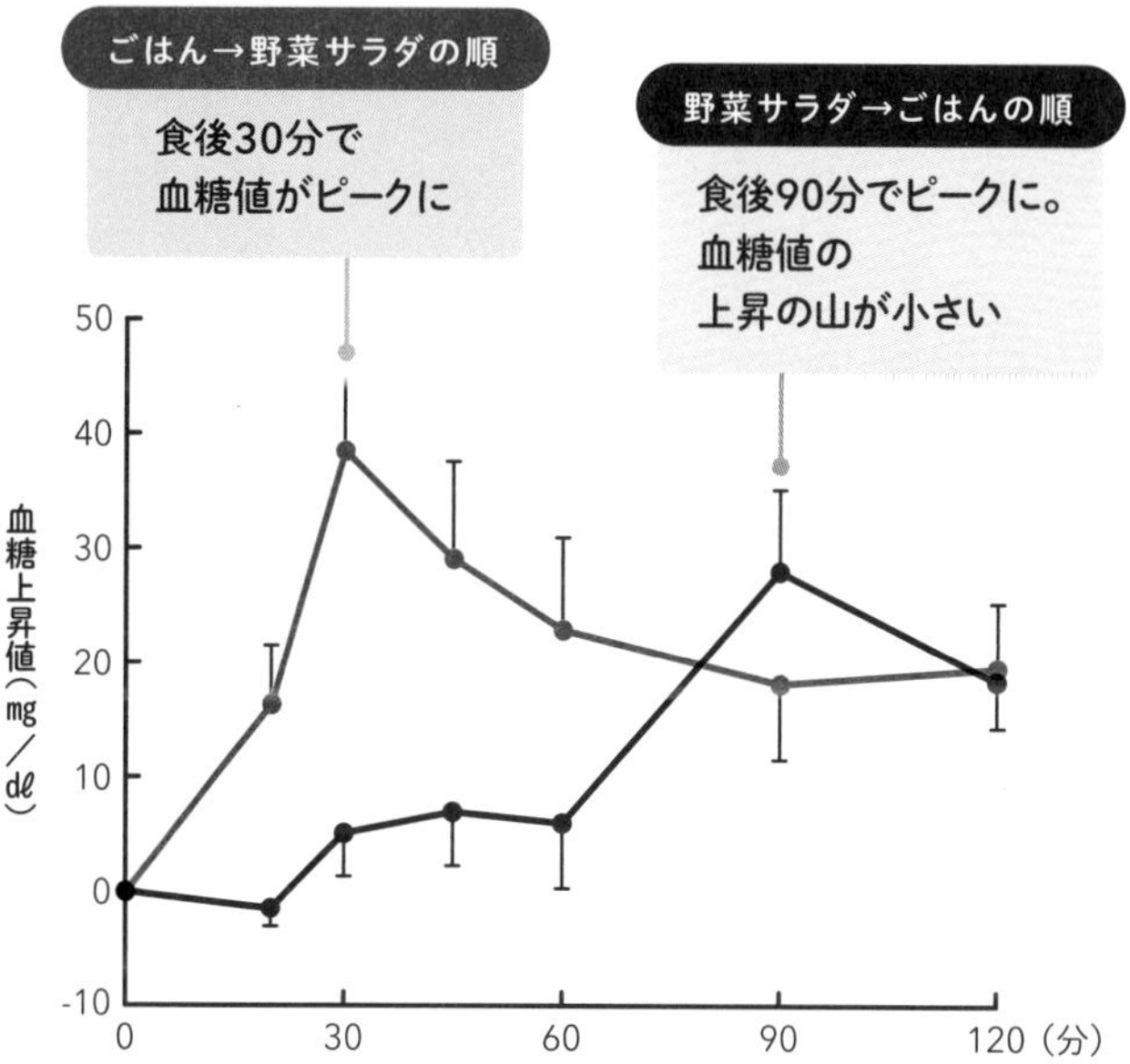
ごはん→野菜サラダの順
食後30分で
血糖値がピークに
野菜サラダ→ごはんの順
食後90分でピークに。
血糖値の
上昇の山が小さい
50
40
30
20
10
0
-10
血糖上昇値（mg／dℓ）
0
30
60
90
120（分）

※出典／糖尿病 53(2):96〜101, 2010

白米ごはん

200g

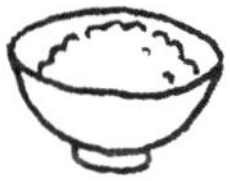

野菜サラダ

キャベツ60g
オリーブ油10g
酢10g
塩

20〜40代の男女10人を対象に試験。「ごはん→野菜サラダ」は血糖値が30分でピークに達して下降。「野菜サラダ→ごはん」は血糖値が90分でピークに達して、120分にかけて下降しました。

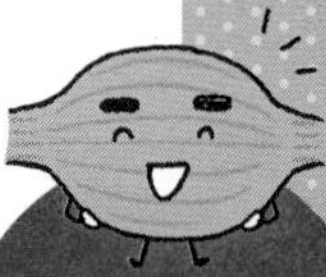

ごはんとおかずをいっしょに食べたい派は〝半分カーボラスト〟の食べ順でもOK

ここまで、たんぱく質・食物繊維ファーストの食べ順、つまり主食を最後に食べる〝カーボラスト〟が血糖コントロールダイエットに効果的だとお伝えしました。とはいえ、おかずとごはんを交互に味わう食べ方も、食の楽しみのひとつですよね。常にごはんだけ最後に残していたら、食がつまらなくなってしまいます。紹介した食べる順番のエビデンスを参考にして、現実の生活で実践しやすいようアレンジしてもいいのです。たとえば、次のページのように**食事の中盤に肉・魚のおかずとごはん半分を交互に食べ、最後に残りのごはん半分を食べる**〝半分カーボラスト〟の食べ順でもOK。同時に糖質の量もコントロール（P.100）すれば、血糖値の急上昇を抑えられ、太りにくくなります。

ごはんを2回に分けるのがポイント!
食を楽しみながら血糖コントロール

半分カーボラストの食べ順

❶ 肉や魚のおかず半分、野菜を食べる

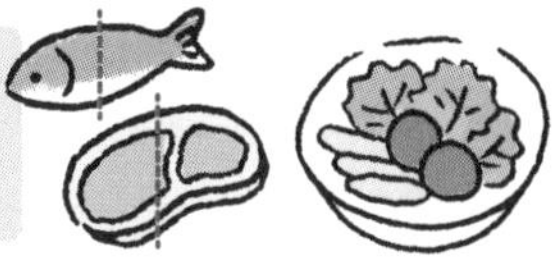

↓

❷ 肉や魚のおかず半分とごはん半分を交互に食べる

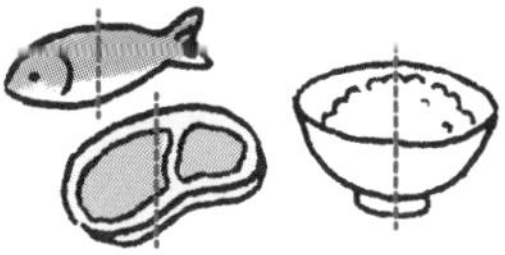

↓

❸ ごはん残り半分を食べる

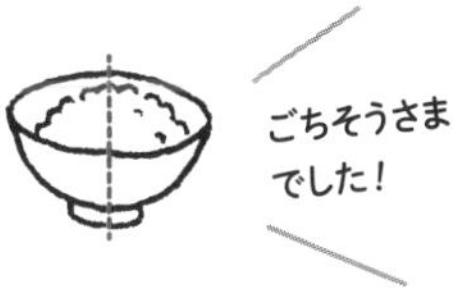

血糖おじさんの当直弁当の食べ順

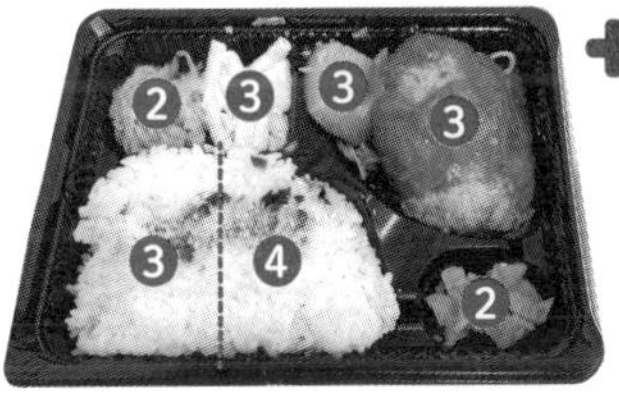

＋

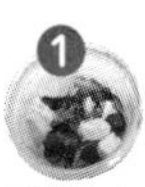

野菜サラダ
（家から持っていく）

当直で支給されるお弁当は野菜が少ないので、野菜サラダを持参し、最初に食べます。次にお弁当の野菜、肉・魚・糖質の多いおかずとごはんの半分を交互に食べ、最後に残りのごはんを。

血糖おじさんが体を張って検証！

～食べ順と血糖値～

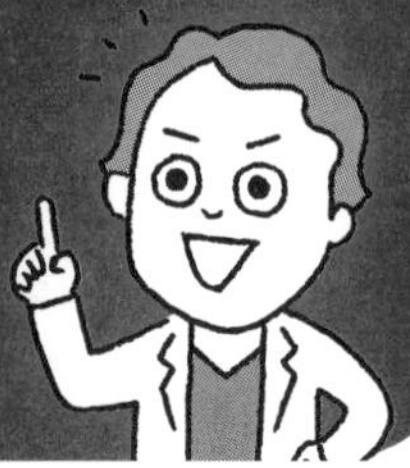

1 糖質ファースト ごはん→肉＋野菜の順に食べたら血糖値はどう変化する？

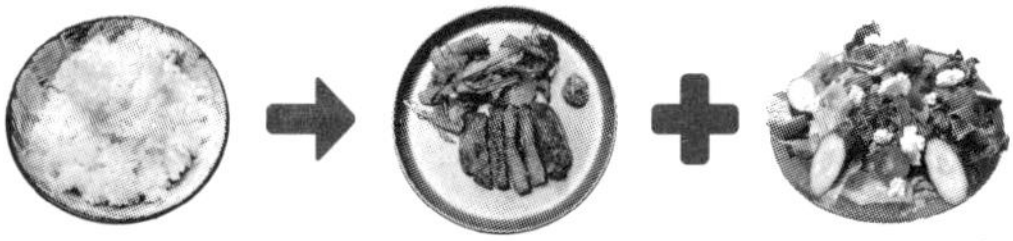

白米ごはん（150g） 牛ステーキ（135g） 野菜サラダ（150g）

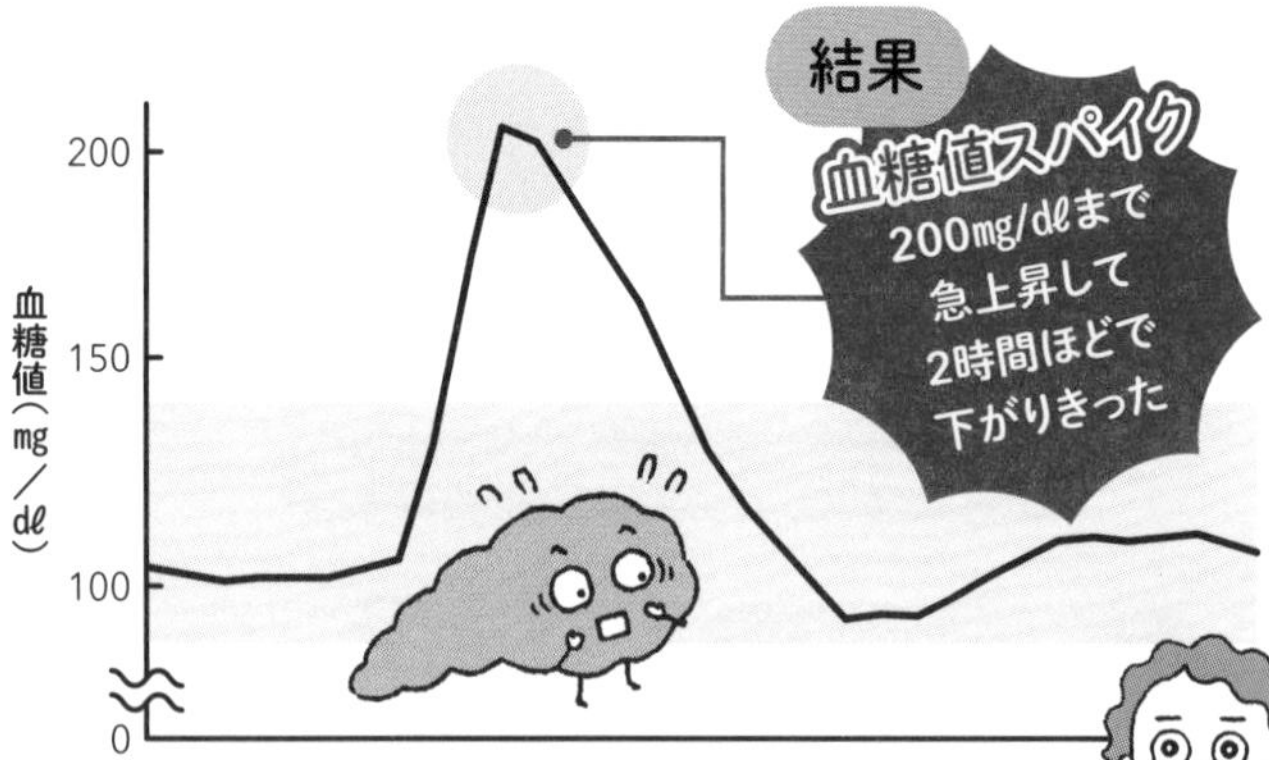

結果
血糖値スパイク
200mg/dℓまで急上昇して2時間ほどで下がりきった
血糖値（mg／dℓ）
200
150
100
0

空腹の状態でごはんを最初に食べるとやはり血糖値スパイクを起こしてしまう

食事時間は20分。食べはじめて80分ほどで血糖値がなんと200mg/dℓまで急上昇し、急降下。空腹感が出て甘いものが食べたくなりました。測定日は座っていることが多く、運動量が少なかったことも一因かも。「空腹でごはんを最初にかきこむ」食べ方はぜひ見直を！

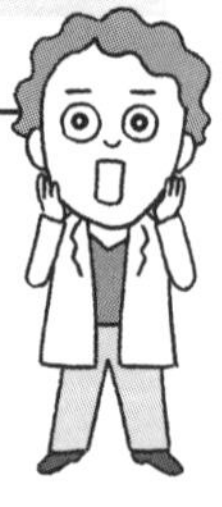

2 たんぱく質・食物繊維ファースト　肉＋野菜→ごはんの順に食べたら血糖値の上昇はゆるやかになるか？

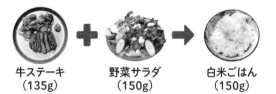

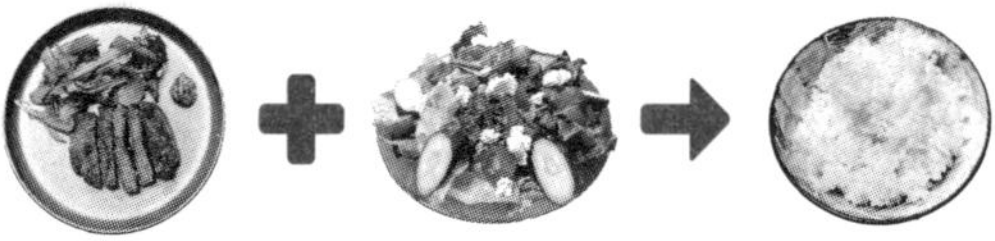

牛ステーキ（135g）　野菜サラダ（150g）　白米ごはん（150g）

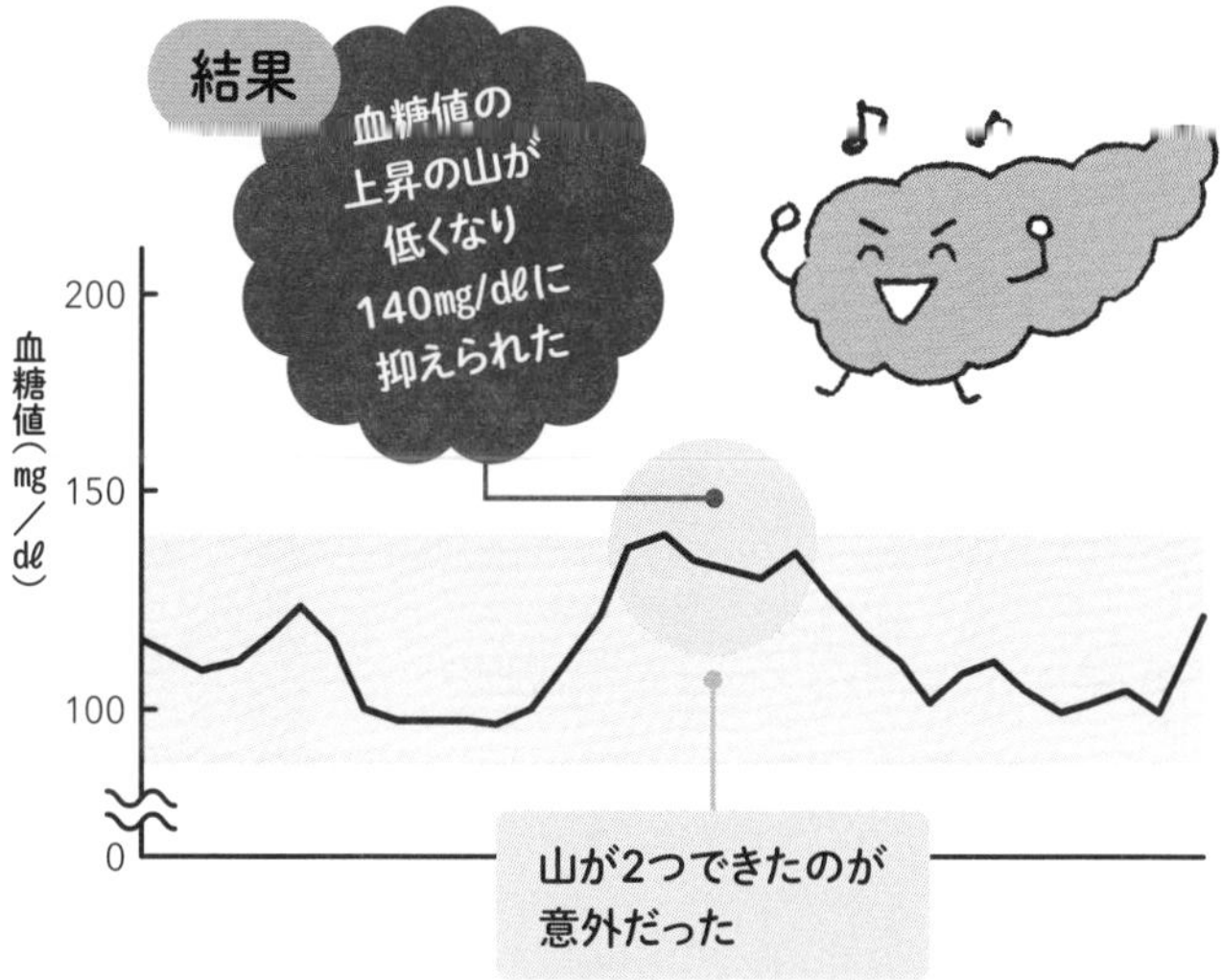

結果
血糖値の上昇の山が低くなり140mg/dℓに抑えられた
血糖値（mg／dℓ）
200
150
100
0
山が2つできたのが意外だった

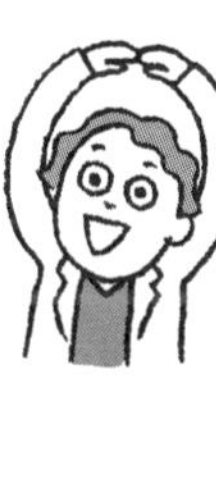

たんぱく質・食物繊維ファーストの食べ順は本当に血糖値の急上昇を抑える効果があった！

食事時間は20分。血糖値の上昇がなだらかで105分後にピークの140mg/dℓに。血糖値の降下もゆるやかで空腹を感じませんでした。血糖値の変動の小さな2つの山は、牛ステーキの脂質も影響しているかもしれません（とんカツを食べたときも山が2つできました）。

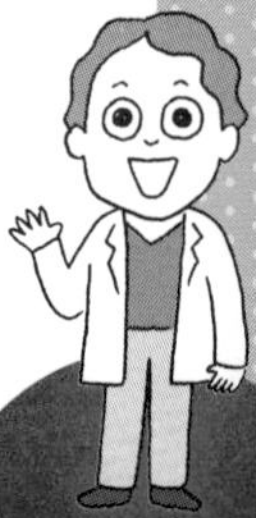

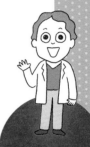

肥満に進む〝早食い〟はブレーキをかけ ゆっくり〝ダラダラ食べ〟で太りにくく

糖質が多いものを一気に早食いする習慣があると血糖値スパイクを繰り返し、太りやすくなります。食事に時間をかけ、**ゆっくりダラダラと食べたほうが血糖値がゆるやかに変化し、脳の満腹中枢が刺激されて満足感も高まる**のです。

とはいえ、慌ただしい朝や仕事の合間の昼食など、食卓に座ってゆっくり食べる余裕がないときもありますよね。それなら、朝食作りをしながらプロテインをキッチンで先に飲んだり、昼食を一気に食べずに分食したりする方法もあります。１日の終わり、食事をゆっくりとれる夕食では20分以上かけて食べることを意識してみてください。僕も日中は忙しいので、夕食では妻と会話をしたり、愛犬と遊んだりしながらゆっくり食べるようにしています。

＼ 血糖値スパイク予防 ／　＼ 満足感アップ！ ／

ダラダラ食べの工夫

インスリンを
少しずつ出したほうが
脂肪がつきにくいよ！

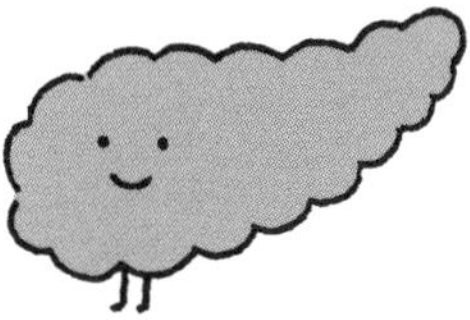

朝や日中、食事に時間をかけられないとき

- □ 朝の準備をしながら
先にプロテインをちびちび飲み、
少し時間を空けて朝食の主食を食べる
- □ 昼食、間食で食べるものを
仕事や家事の合間にちょこちょこ食べる（分食）

↓

1日の中で時間に余裕のある夕食は

- □ ひと口の量を少なめにし、よくかんで食べる
- □ ときどき箸を置いて家族と会話をしたり、
ペットのワンコやニャンコと遊んだりする

僕も実践しています！

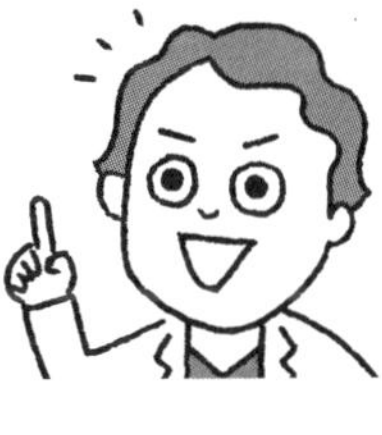

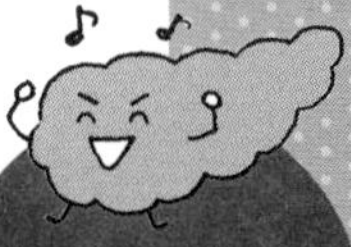

15時ごろの攻めの〝ちょい糖質〟で夕食の血糖値の爆上げを阻止

12時に昼食をとってから3～4時間ぐらい経つと（15～16時）、だんだん血糖値が下がっておなかが空いてきますよね。このとき**空腹をガマンせずに、あえて糖質を10gほどとったほうが、夕食での血糖値の急上昇を抑えられます。**

間食で糖質を少しとるとインスリンが少し分泌されますが、これが膵臓にとっては夕食前の準備運動に。夕食で血糖値が上がりはじめたとき、膵臓がすぐに反応してインスリンを分泌しやすくなり、食後高血糖を防げます。また、ほどよくおなかが満たされるので空腹による夕食の爆食いも抑えられます。

間食には、糖質10gほどに加えてビタミンや食物繊維がとれる果物100g、筋肉の材料となるたんぱく質がとれるギリシャヨーグルトなどがおすすめです。

間食なしで夕食まで空腹時間が長いと…

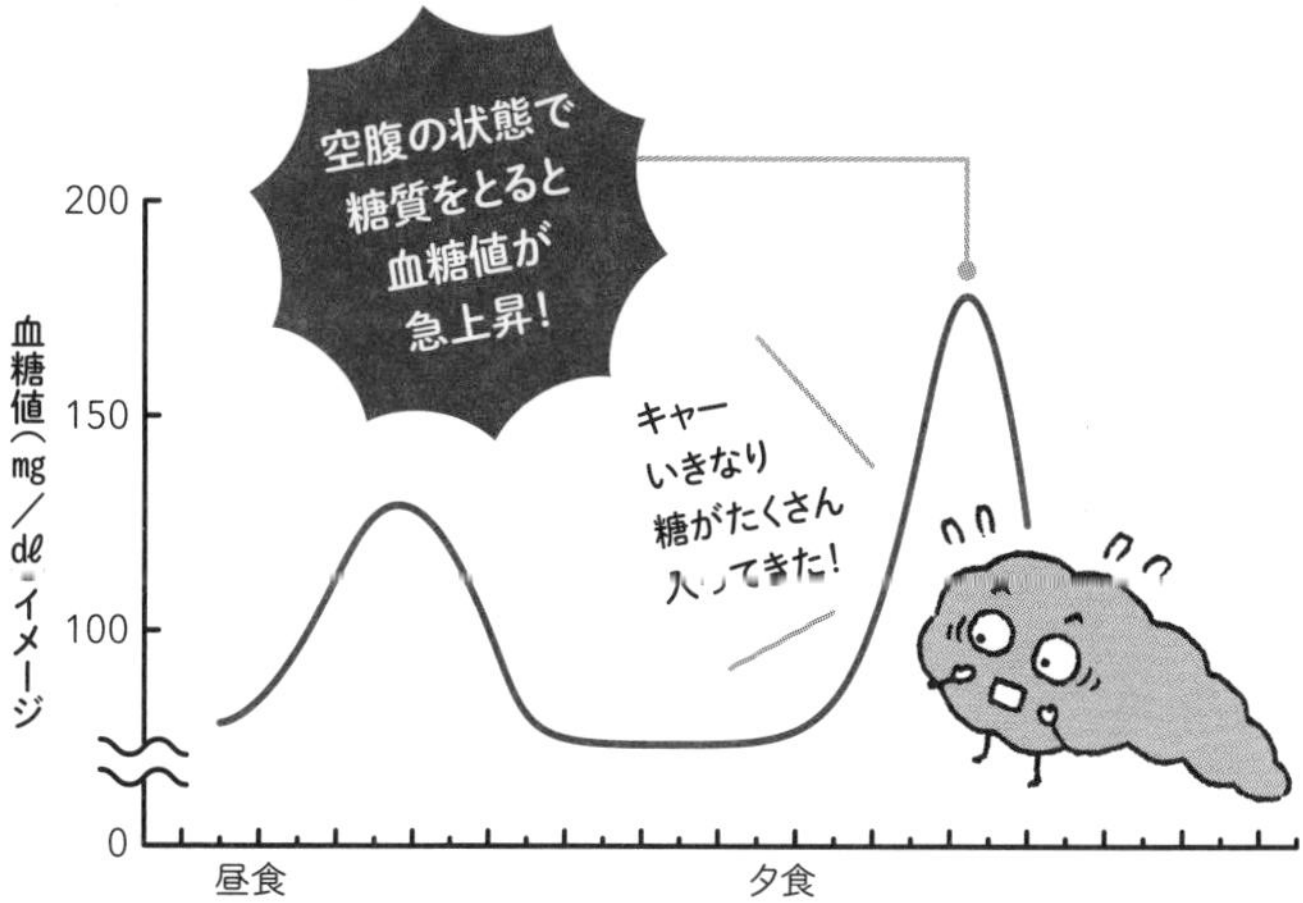

間食で糖質を10gほどとっておくと…

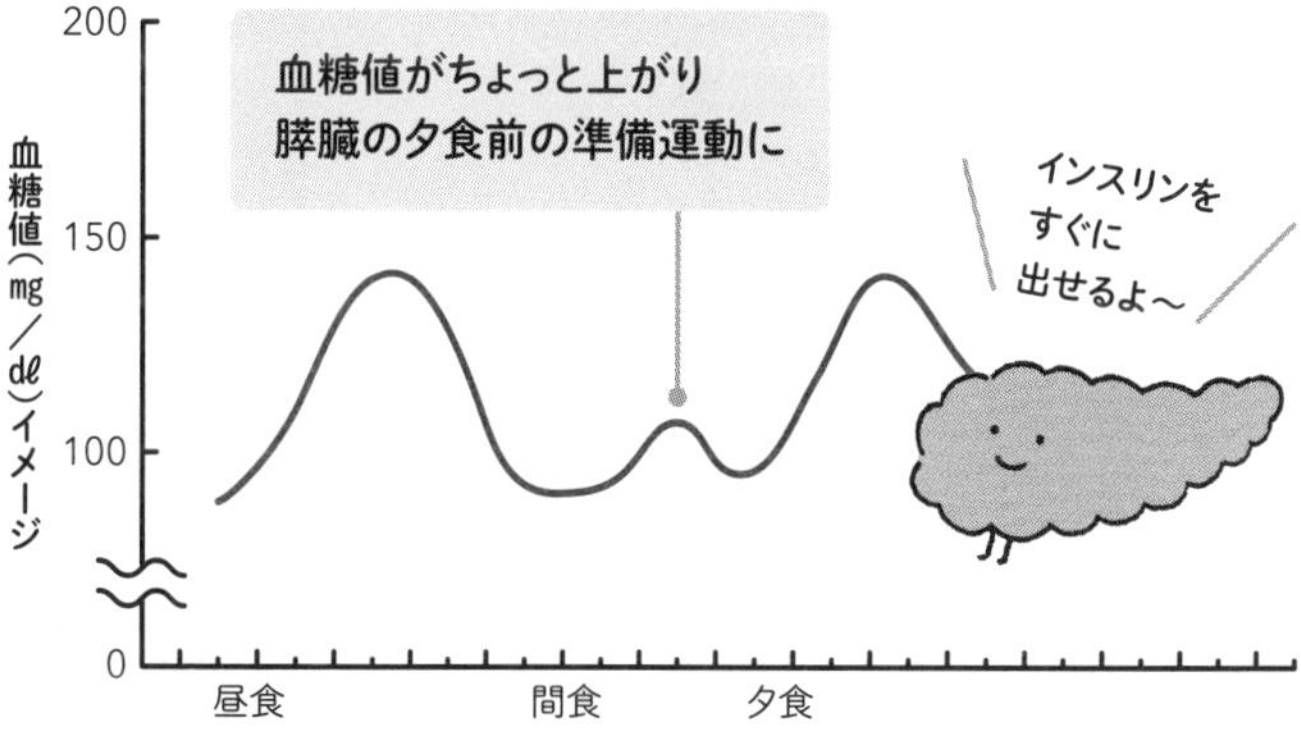

夕食から朝食まで12時間のおやすみ断食で眠った脂肪燃焼のエンジンを起こす！

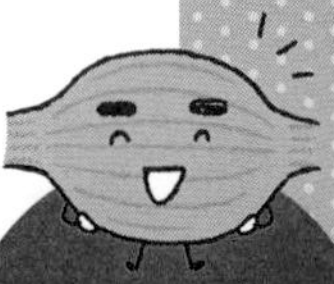

血糖コントロールダイエットで体脂肪を落とすには、〝空腹の時間〟も意識してみましょう。「長時間の断食をして空腹をガマンしなければいけないの？」と思われるかもしれませんが、心配はいりません。**夕食後から翌朝の朝食までの12時間、軽い空腹の時間をつくる**ことで眠っていた脂質代謝のエンジンが回り出し、少量のケトン体が出てきます。これが脂肪燃焼がはじまったサインです。

この12時間には眠っている時間も含まれるので、空腹のつらさもありません。日中は朝昼夕の3食、間食も食べてＯＫ。血糖値が下がり過ぎることによる筋肉の分解を防げ、1日2食の場合よりも血糖値の変動が安定します。この方法なら、食事を抜かなくても日常の活動や運動で体脂肪を減らしていけるのです。

ほどよい空腹の時間をつくり 脂質代謝のハイブリッドエンジンをオン

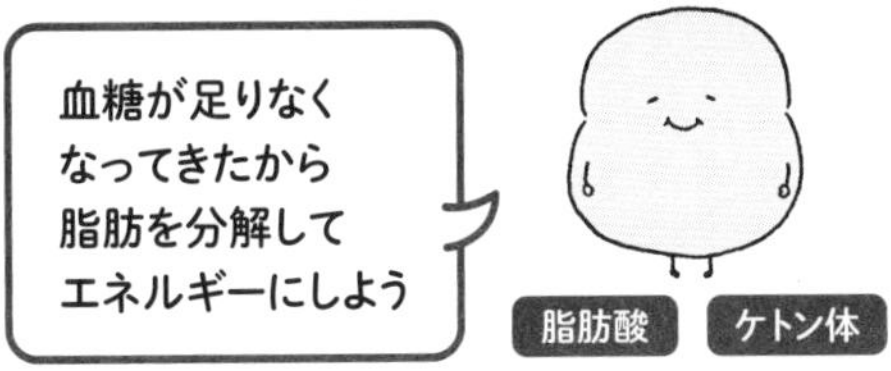
血糖が足りなく
なってきたから
脂肪を分解して
エネルギーにしよう
脂肪酸
ケトン体

12時間断食で血中の糖が不足すると脂質代謝のエンジンが起動。体脂肪が分解されて脂肪酸やケトン体がつくられ、脂肪燃焼がスタート。

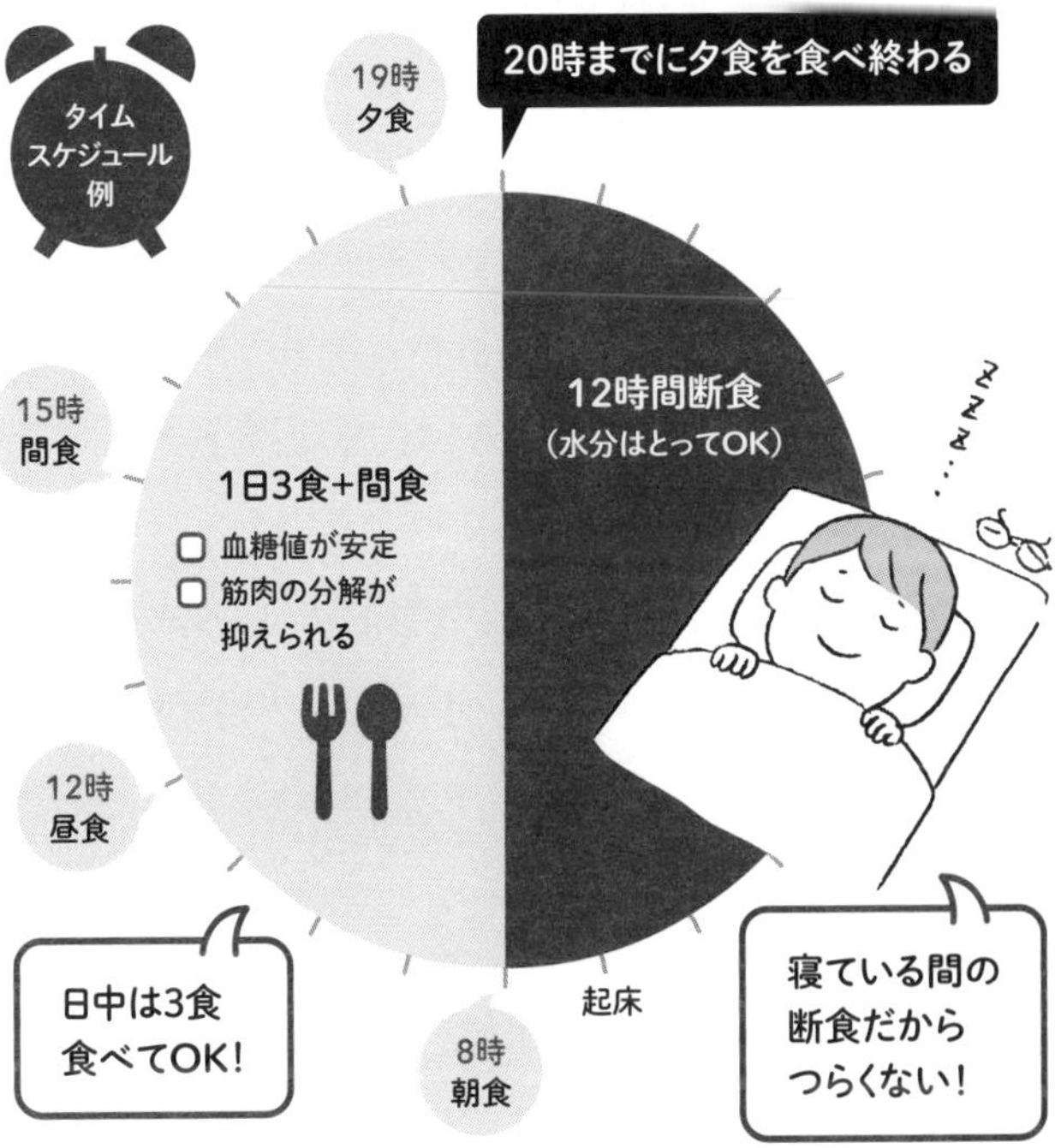

スケジュール

20時までに夕食を食べ終わる

(水分はとってOK)

日中は3食

寝ている間の
断食だから
つらくない!

Column

4

血糖おじさんよりメッセージ

リバウンドを繰り返して やせにくくなっている方へ

体重だけではなく体脂肪率や
筋肉量をチェックし
筋肉を育てていきましょう

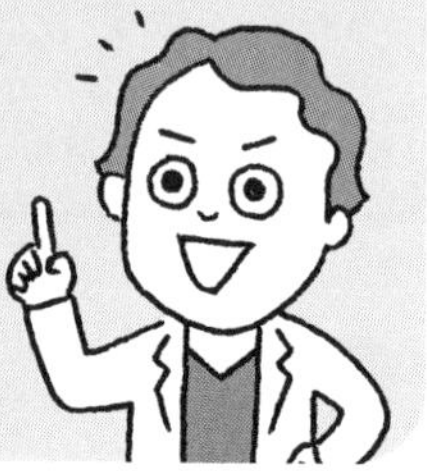

食事の血糖コントロールダイエットは、減量中の「筋肉量の減少を抑える」ことができますが、一歩進んで「筋肉量を増やす」には筋トレを実践し、余分な体脂肪を減らして筋肉量を増やしましょう。筋肉量が増加すると貯蔵できるグリコーゲン（糖）の容量が増え、基礎代謝や活動代謝のエネルギー消費もアップして、ダイエットや血糖値改善を強力に後押しします。僕も忙しいときは運動をサボりがちではありますが、自宅やジムで筋トレをするのがストレス解消にもなっています。

第5章

メニュー選びのコントロール法

血糖値スパイクを防ぐ！家ごはん、コンビニ飯、外食メニュー選びの工夫

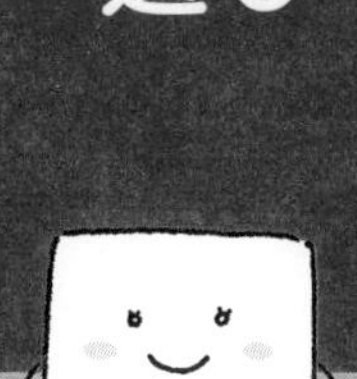

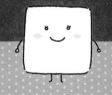

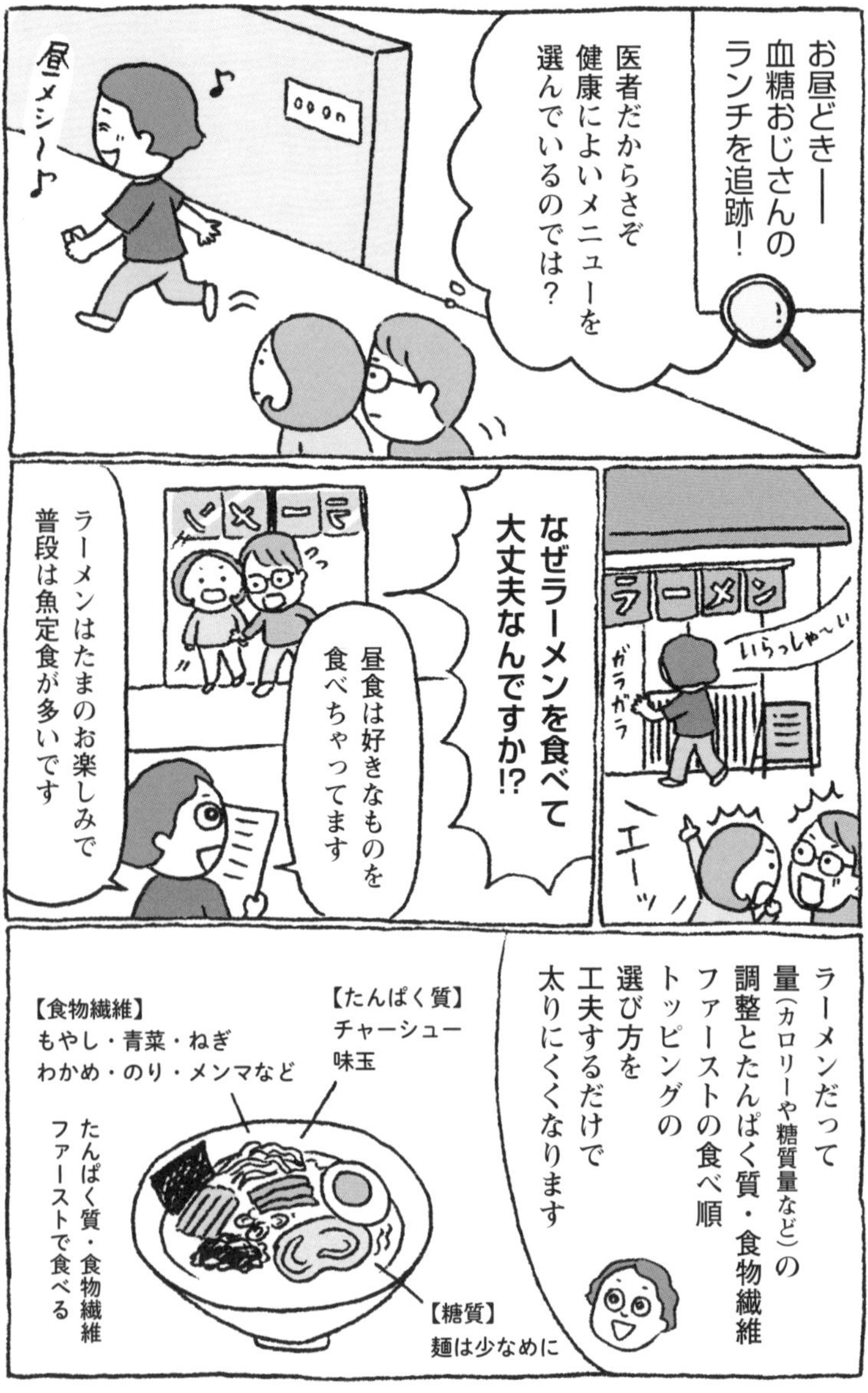
お昼どき——
血糖おじさんのランチを追跡!
医者だからさぞ健康によいメニューを選んでいるのでは?
昼メシ〜♪
ラーメン
いらっしゃ〜い
ガラガラ
エーッ
なぜラーメンを食べて大丈夫なんですか!?
昼食は好きなものを食べちゃってます
ラーメンはたまのお楽しみで普段は魚定食が多いです
ラーメンだって量(カロリーや糖質量など)の調整とたんぱく質・食物繊維ファーストの食べ順トッピングの選び方を工夫するだけで太りにくくなります
【たんぱく質】
チャーシュー
味玉
【食物繊維】
もやし・青菜・ねぎ
わかめ・のり・メンマなど
たんぱく質・食物繊維ファーストで食べる
【糖質】
麺は少なめに

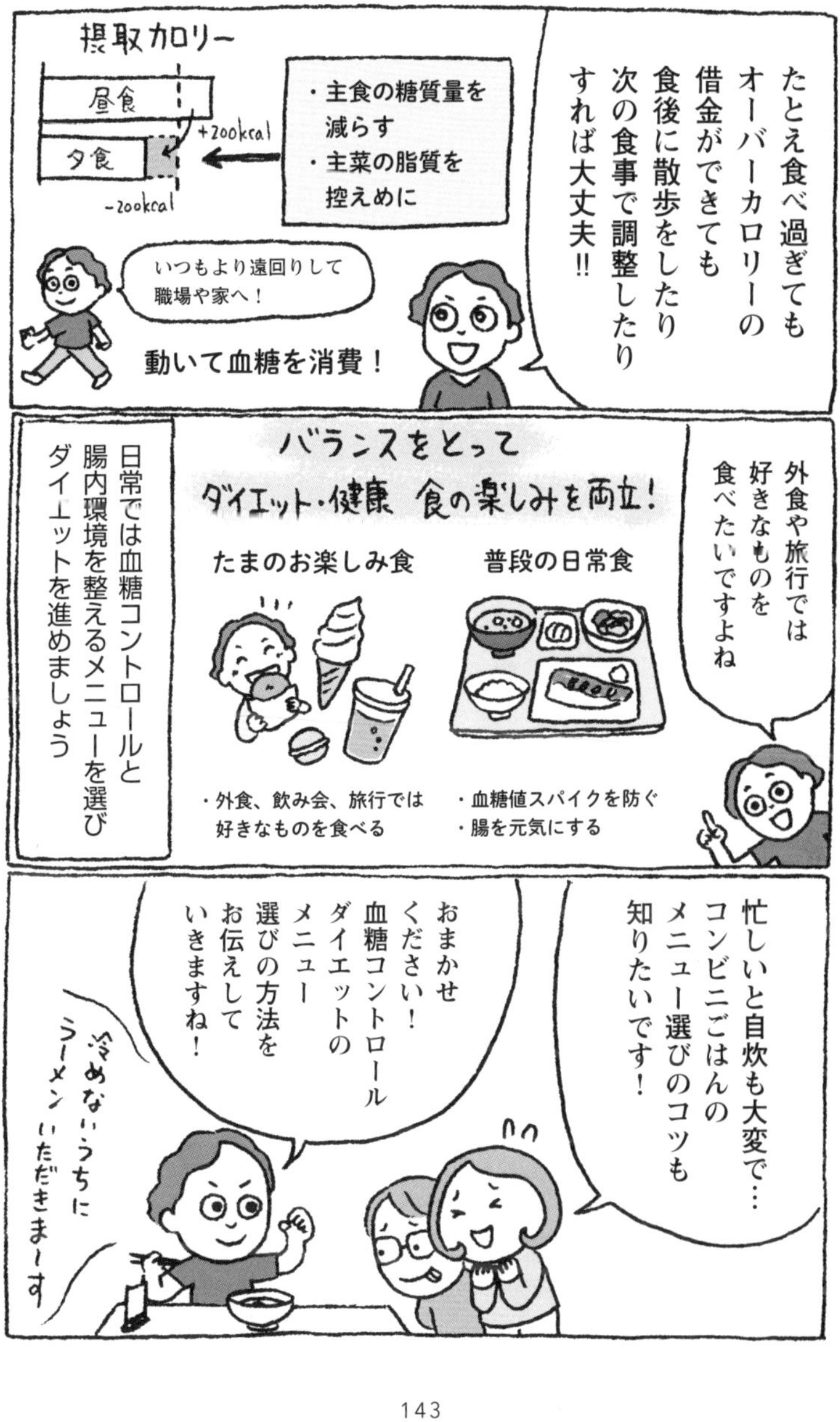
たとえ食べ過ぎてもオーバーカロリーの借金ができても食後に散歩をしたり次の食事で調整したりすれば大丈夫!!
摂取カロリー
昼食
夕食
+200kcal
-200kcal
・主食の糖質量を減らす
・主菜の脂質を控えめに
いつもより遠回りして職場や家へ！
動いて血糖を消費！
外食や旅行では好きなものを食べたいですよね
バランスをとって
ダイエット・健康　食の楽しみを両立！
たまのお楽しみ食
・外食、飲み会、旅行では好きなものを食べる
普段の日常食
・血糖値スパイクを防ぐ
・腸を元気にする
日常では血糖コントロールと腸内環境を整えるメニューを選びダイエットを進めましょう
忙しいと自炊も大変で…コンビニごはんのメニュー選びのコツも知りたいです！
おまかせください！血糖コントロールダイエットのメニュー選びの方法をお伝えしていきますね！
冷めないうちにラーメンいただきま～す

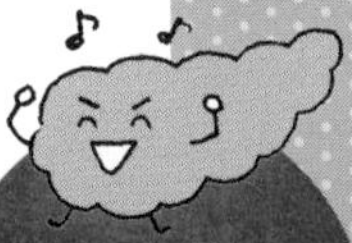

食は人生の楽しみ。「日常食」と「お楽しみ食」に分ければ好きなものを食べられる！

ラーメン、パスタ、揚げ物、スイーツ、お酒…これらはダイエットの敵とされているので「一切ガマン！」と極端に考えてしまいがちです。でも、せっかくの旅行や、大切な家族や友人との外食のときにも好きなものを制限していたら、人生まで制限されてしまいます。**食を楽しみながらダイエットするには、「日常食」と「お楽しみ食」に分けてメニューをコントロール**すればいいんです。

たとえば、平日は「日常食」としてカロリーや糖質を抑え、血糖値を上げにくい主食や腸内環境を整える食物繊維、発酵食品などのメニューを選びます。また、休日やたまの外食では「お楽しみ食」として、好きなものを自由に食べて息抜きをします。一時、カロリーや糖質がオーバーして借金ができても、その後の日常の食事

日常食

- □ 血糖値の上昇がゆるやかな主食を選ぶ
- □ 腸内環境を整えるメニューを選ぶ

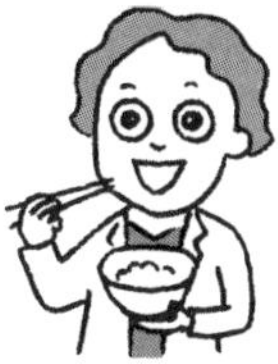

ダイエット、健康貯金をコツコツ貯めよう!

たまのお楽しみ食

ダイエットのことは一時忘れて好きなものを選んで食べる

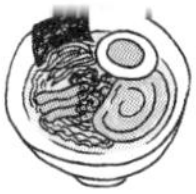

オーバーカロリーの借金ができても運動や後の食事で返せば大丈夫!

や運動で調整して返済すれば大丈夫。そうやってバランスをとれば太りにくくなり、ダイエット・健康貯金が貯まっていくのです。

僕も日常は血糖コントロールを意識してメニューを選び、外食では好きなものを食べます。大好きなラーメンを食べたら散歩をして帰るなど、血糖を脂肪に変えない工夫も。普段はお酒を飲まないのですが、飲み会では「糖質を気にしてハイボール」ではなく「とりあえずビール」から飲んじゃいます。翌日の食事は、糖質を控えめにして調整します。

血糖コントロールダイエット
メニュー選びの5か条

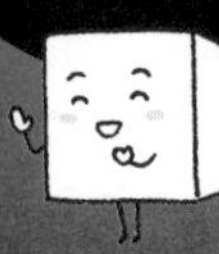

① 血糖値の上昇がゆるやかな おいしい主食を日常食のパートナーに

おかずは日によってメニューを変えますが、主食はだいたい同じものをルーティーンでとりますよね。だから、**食物繊維がとれる主食を日常食のパートナーにしてしまえば、食後の血糖値の上昇がゆるやかになり**、ダイエット成功に役立ちます。未精製の玄米、雑穀米のごはん、ライ麦や全粒粉のパンなどは食物繊維が含まれ、精製された白いお米のごはんや小麦のパンより血糖値を上げにくい主食です。でも、おいしくなければダイエットは続かないので、さまざまな主食を試して好みの味のものを見つけてください。「絶対に玄米！」ではなく、わが家も玄米やもち麦ごはんの日もあれば、白米のごはんを食べる日もあります。白米ごはんも、量（P.100）と食べ順（P.126）のコントロールをすれば太りにくくなりますよ。

精製されていない主食を日常食に

パン

ライ麦、全粒粉のパン、小麦ブランパンなど

ライ麦、全粒粉、雑穀のパンは、白い食パンより食物繊維が豊富。コンビニの糖質オフの小麦ブランパンも狙い目。

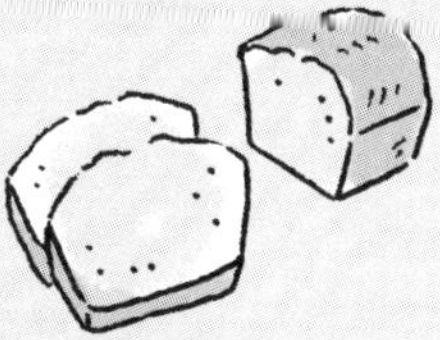

ごはん

玄米、もち麦ごはん、雑穀ごはんなど

玄米は、もちもちした品種や、電子レンジで温めて食べられるパックのものも。もち麦、大麦、雑穀を白米に混ぜるのも手軽です。

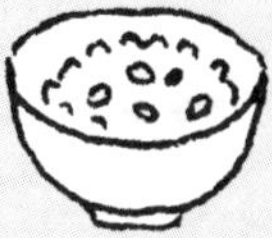

シリアル

オートミール、小麦ブラン、豆・大豆のシリアル

腸の善玉菌を増やす発酵性食物繊維を含むオートミールや小麦ブラン、植物性たんぱく質もとれる豆・大豆のシリアルが優秀。

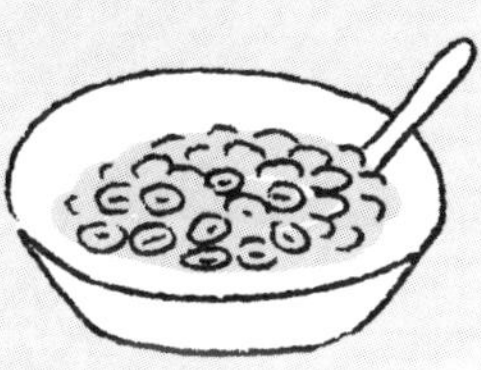

麺

そば、全粒粉パスタ、ラーメンなど

「うどんvsそば」なら、そばのほうが食物繊維が多く、血糖値を上げにくくなります。全粒粉のパスタ、うどん、ラーメンなどでも。

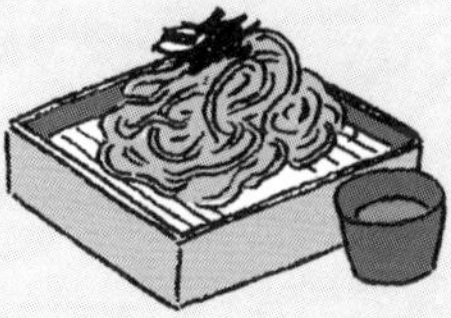

血糖コントロールダイエット

メニュー選びの5か条

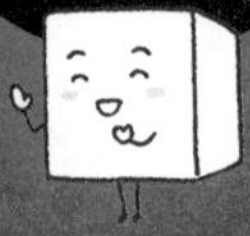

❷腸内環境を整えるメニュー選びは血糖コントロールダイエットに通ずる

偏った食生活、加齢などで腸内環境が乱れると、太りやすい体をつくる黒幕となる悪玉菌が優勢になり、腸で慢性炎症が起きて、肥満や老化、糖尿病、がんなどにつながるといわれています。**太りにくい体づくりを助けるヒーローとなる腸の善玉菌を増やすには、日常の食事で食物繊維と発酵食品のメニュー**を積極的にとりましょう。

食物繊維は、精製されていない主食（P.147）に加え、善玉菌のエサになる水溶性食物繊維がとれるネバネバ食材（海藻、納豆、オクラなど）がおすすめ。食物繊維は糖の吸収をおだやかにする働きもあり、血糖コントロールに通じます。さらに、発酵食品のキムチ（植物性乳酸菌）、納豆（納豆菌）、ヨーグルト（乳酸菌、ビフィズス菌）の三銃士をとると腸内の悪玉菌が減り、善玉菌が優勢になります。

＼ もずく酢、キムチ、山盛りサラダが定番 ／

血糖おじさん家の腸活夕ごはん

山盛りサラダ

食物繊維

野菜サラダ（150g）に、オリーブ油、りんご酢、塩、こしょうをかけて混ぜ、主食より先に食べます。

肉や魚のおかず 納豆を足す日も

主菜は、牛・豚よりも鶏肉や魚介が中心。主菜にたんぱく質が足りないときは納豆をプラスします。

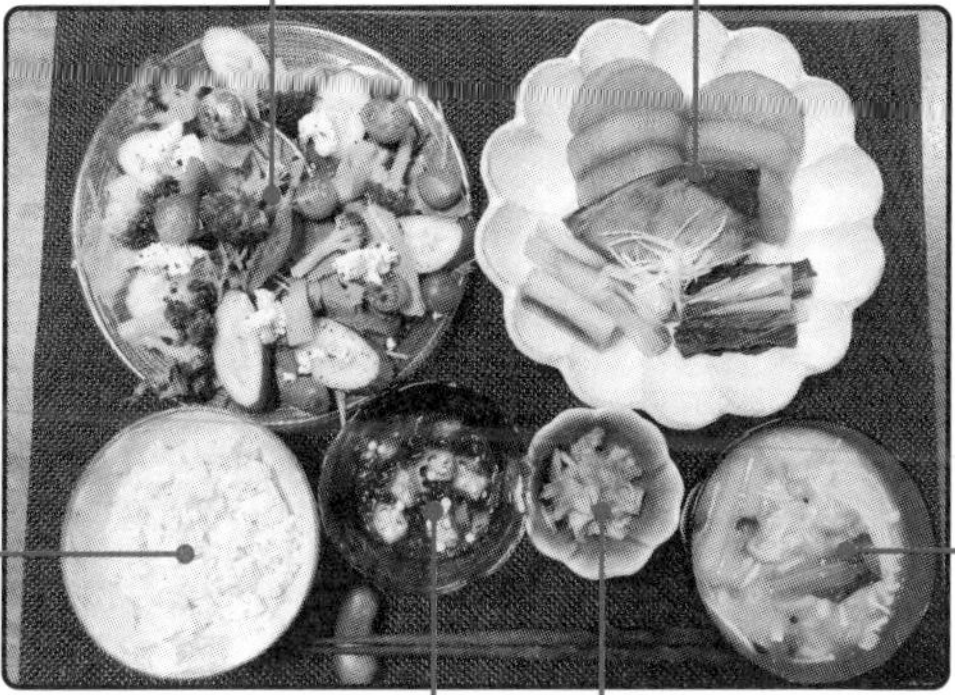

もずく酢&キムチ

食物繊維　発酵食品

水溶性食物繊維がとれるもずく酢、発酵食品のキムチの小鉢を最初に食べるのが習慣になっています。

玄米ごはん（白米の日も）

食物繊維

玄米やもち麦ごはんをよく食べますが、白米を食べるときも。朝食はオートミールや納豆ごはんが定番です。

具だくさんみそ汁

食物繊維　発酵食品

食物繊維の野菜、きのこ、海藻と発酵食品のみそ、水分もいっしょにとれる一杯。

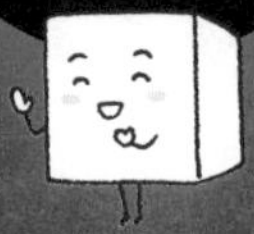

③コンビニ飯、外食では糖質・たんぱく質・食物繊維が欠けないようにチョイス

忙しくて自炊する余裕がなく、コンビニのごはんや外食が中心の人もいますよね。太りにくいメニューの選びのポイントは、**主食の糖質量をほどほどにし、筋肉をつくる材料となるたんぱく質**（主菜）、**糖の吸収をゆるやかにする食物繊維**（副菜）**のおかずを組み合わせる**ことです。

コンビニの食品は、カロリー、炭水化物（糖質、食物繊維）、たんぱく質、脂質の栄養成分の量が表示されているので、バランス調整も簡単。外食だって、メニュー選びの工夫次第で太りにくくなります。もし1食ぐらいカロリーがオーバーしても気にせず、次の食事のカロリーを減らすなどして調整しましょう。次のページからコンビニ飯と外食メニューの組み合わせ方の例を紹介します。

血糖コントロールダイエットメニュー

コンビニ飯編

ごはん

糖質

好みのおにぎり1個

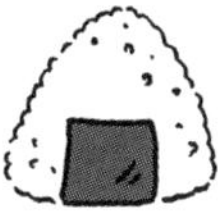

おにぎり1個(ごはん100g)の糖質量は40gほどで、太りにくい適量。具はそのとき食べたいものを選んでOKです。食物繊維を足したいなら、もち麦や枝豆、昆布、わかめごはんのおにぎりにしても。

＋

たんぱく質

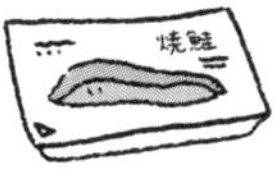

さけの塩焼き

or

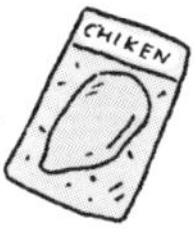

サラダチキン、フィッシュ

＋

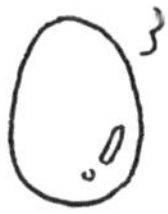

ゆで卵

or

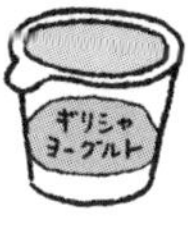

ギリシャヨーグルト

1食でたんぱく質15～20gほどを目標に、肉・魚、卵、大豆製品などのお惣菜を選びます。DHA、EPAがとれるさけの塩焼きなどの焼き魚、低脂質で高たんぱくなサラダチキン、フィッシュもおすすめ。たんぱく質を足したいときは、ゆで卵やギリシャヨーグルトが活躍します。

＋

食物繊維

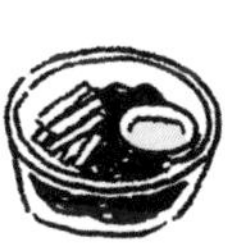

わかめと大根のサラダ

or

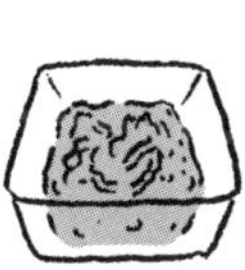

味つきめかぶ、もずく酢

or

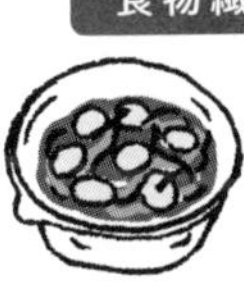

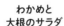

ひじきと豆の煮もの

腸で糖の吸収を抑える水溶性食物繊維をとるには、海藻入りの大根サラダ、ひじきと豆の煮もの、オクラと長いものあえものなどが狙い目。3個パックで売っている味つきめかぶやもずく酢(1パック)でも。

パン

たんぱく質がとれるサンドイッチ（チキン、卵）

糖質＆たんぱく質

サンドイッチコーナーにある「たんぱく質がとれる」という商品名がついたサンドイッチは、栄養バランスのよいダイエットの神食品。チキンやゆで卵などがたっぷりで高たんぱくなうえ、糖質が控えめのパンです。

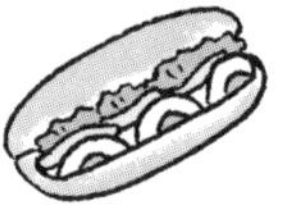

＋

食物繊維

野菜と豆のミネストローネや「1/2日分の野菜がとれる」などと表示された具だくさんスープで食物繊維を補います。オクラやわかめなどのネバネバ食材を使ったサラダもおすすめ。

野菜と豆の
ミネストローネ

or

オクラとわかめの
ネバネバサラダ

麺

糖質＆食物繊維

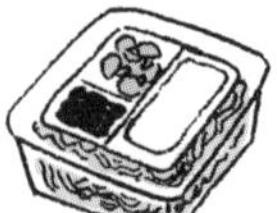

ミニそば
（オクラ、なめこ、とろろ、わかめ）

ミニとろろそばの糖質量は40gほどで太りにくい適量。具がわかめ、オクラ、なめこなどネバネバ食材なら、食物繊維も補えます。また、糖質量は50gほどになりますが、ミニ冷やし中華を選んでもOK。

＋

たんぱく質＆食物繊維

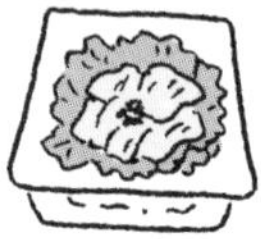

たんぱく質がとれるサラダ
（チキン、豚しゃぶ）

左の麺単品ではたんぱく質が足りないので、たんぱく質がとれる蒸し鶏や豚しゃぶのサラダを組み合わせます。または、サラダチキン、豚のしょうが焼き、さけの塩焼きなど肉・魚のお惣菜をプラスしても。

血糖コントロールダイエットメニュー

外食編

和定食

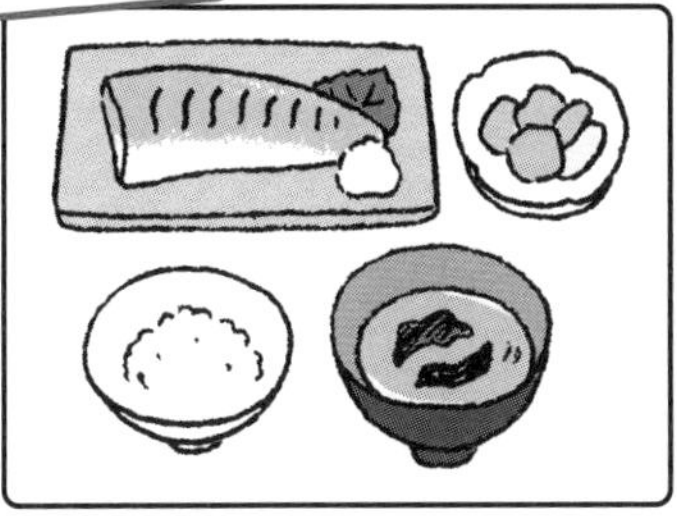

たんぱく質

さば塩焼き

高カロリーな揚げ物は避け、焼き魚や刺身を。血中中性脂肪を下げるDHA、EPAがとれます。

食物繊維

青菜のお浸しor野菜サラダ、わかめのみそ汁

野菜、海藻、きのこの副菜や汁ものを最初に食べます。野菜が少ない場合はサラダを追加オーダーしても。

糖質 ごはん少なめ

注文時に「ごはんは少なめで」と伝えて糖質オフ。食事の中盤から最後に食べます。

洋定食

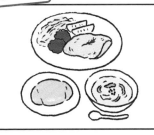

たんぱく質&食物繊維

チキンソテー、つけ合わせ野菜

（キャベツ、トマト、ブロッコリー）

揚げ物、ハンバーグ、ソーセージなどは脂質が高め。チキンやポークソテー、魚のグリルなどに。

糖質 パン1個

ロールパン1個（30g）の糖質は15gほどなので2個食べてOK。

食物繊維

コンソメスープ（にんじん、玉ねぎ）

スープの具が少ない場合はサラダを追加。主菜の添えもの野菜も最初に食べます。

パスタ

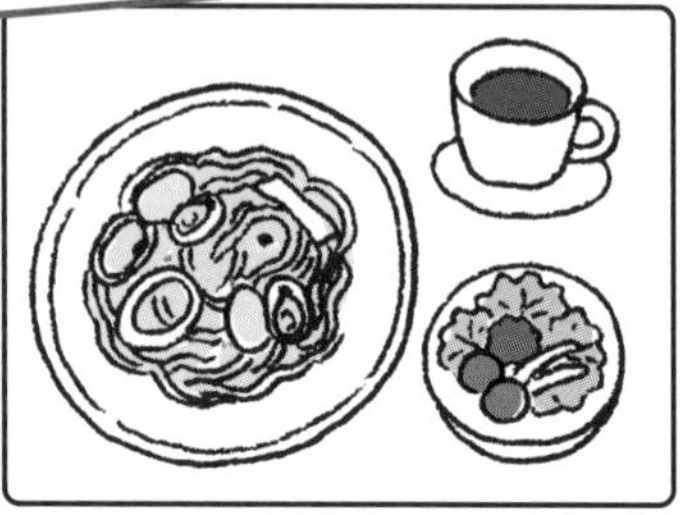

糖質&たんぱく質&食物繊維

鶏や魚介、野菜の具だくさんなパスタ

ベーコンやソーセージの加工肉のパスタより、鶏肉や魚介のパスタがおすすめ。野菜やきのこなど具だくさんのパスタで食物繊維も摂取。

＋

食物繊維 **野菜サラダ**

パスタよりも先に野菜サラダをゆっくり食べておけば、血糖値スパイクを防げます。

無糖のお茶かコーヒー

「コーヒーは先で」と注文して食事の前に飲んでおくと、血糖値の上昇を抑制。

ラーメン

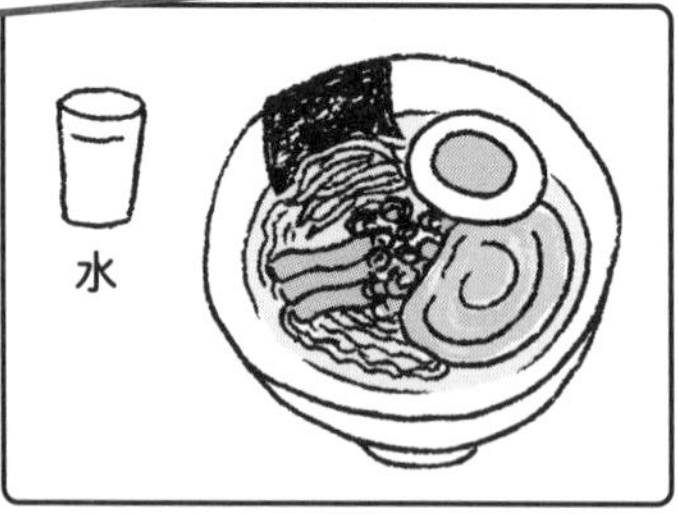

たんぱく質

チャーシュー、味玉

たんぱく質がとれるチャーシューと味玉を麺より先に食べます。チャーシューは脂質が多いので、スープは「あっさり」に。

＋

糖質 **麺少なめ**

できれば「麺を少なめ」でオーダー。ダイエット中なら替え玉はブレーキをかけましょう。

＋

食物繊維

もやし、青菜、キャベツ、ねぎ、わかめ、のり、メンマなど

トッピングのメニューを見て、食物繊維がとれるものを総動員。麺よりも先に食べて血糖値の急上昇を抑えます。

寿司

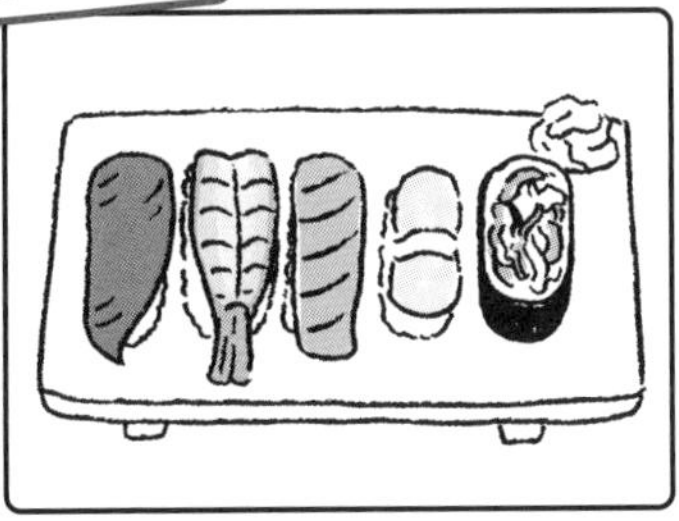

いかオクラ、
めかぶの軍艦

オクラ、めかぶから水溶性食物繊維がとれるネタ。最初のほうに食べると○。

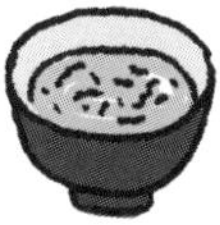

糖質&たんぱく質 ＋ **食物繊維**

好みのネタを5～7貫

寿司はたんぱく質がとれ、糖質量が調整しやすいメニュー。1貫で糖質8gほどで、5～7貫で茶碗小盛り～1杯の糖質量です。

あおさのみそ汁、野菜サラダ

あおさのみそ汁、野菜サラダを寿司より先に食べます。「あがり」の緑茶は食前に飲んでおいたほうがカテキンの効果で血糖値の上昇の抑制に。

ハンバーガー

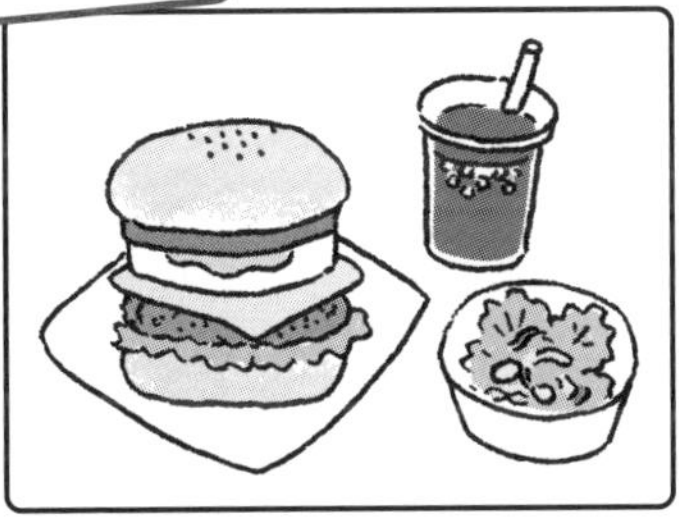

糖質&たんぱく質&食物繊維

ビーフパティ、卵、
チーズ、レタス、
トマトのハンバーガー

照り焼きバーガーは糖質が多め。味付けがシンプルなビーフパティ、卵、チーズが入ったバーガーでたんぱく質をプラス。

＋

食物繊維　**野菜サラダ**

サイドメニューは高脂質&高糖質なフライドポテトを避けて野菜サラダに。最初に食べましょう。

無糖の
お茶かコーヒー

ブラックコーヒーを食前に飲むと食欲と血糖値の上昇抑制に◎。

血糖コントロールダイエット
メニュー選びの5か条

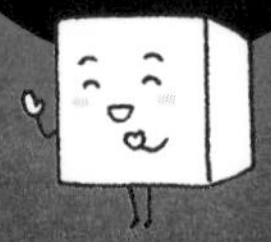

④間食は攻めの〝ちょい糖質〟で夕食での血糖値スパイクを防ぐ

血糖コントロールダイエットは、空腹に耐えて間食をガマンするストレスがありません。昼食と夕食の間の15時ごろに糖質を10gほどとり、あえて血糖値を少し上げます。そうすると、膵臓からインスリンがちょこっと出て、これが夕食前の軽い準備運動に。**夕食で血糖値が上がりはじめたとき、膵臓がすぐに反応してインスリンを分泌でき、食後高血糖による脂肪の蓄積を防げる**のです。

間食には、糖質10gほどとビタミン、食物繊維などがとれる果物１００gがおすすめです。僕の間食は、抗酸化作用のあるポリフェノールを含む冷凍ブルーベリー、たんぱく質が補えるギリシャヨーグルト、プロテインが定番。当直勤務の日は妻の手作りのオートミールケーキやおから蒸しパンを持っていくこともあります。

甘いもの好きな血糖おじさんのおすすめ！ ちょい糖質おやつ

冷凍
ブルーベリー
100g

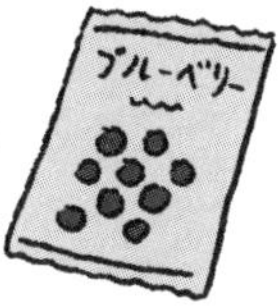

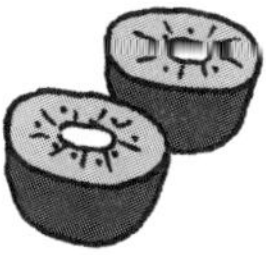

キワイ
フルーツ
1個

りんご
1/2個

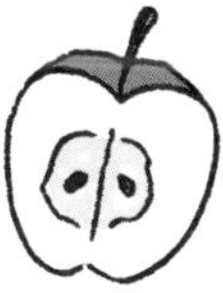

好みの果物100g

果物は、片手の手のひら1杯分（100gほど）なら糖質10gほどで間食にちょうどいい量。イチ押しはブルーベリーで、日常的にとると糖尿病の発症リスクを下げるという研究報告もあります。

イチ押しは
冷凍ブルーベリー！
冷蔵庫に常備
しています！

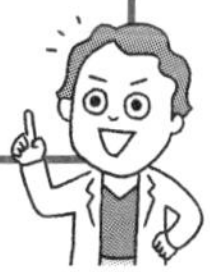

冷凍ブルーベリーのおいしい食べ方

- □ 甘みをプラスしたければ自然派甘味料のラカントSをまぶす
- □ ギリシャヨーグルトにのせる
- □ 無調整豆乳と混ぜてスムージーに

冷凍ブルーベリーに甘みを足したいときは、ラカントSをまぶしてアイス感覚で食べています。または、電子レンジで軽くチンして温めて甘みを引き出しても。ヨーグルトのトッピング、豆乳スムージーにしてもおいしい！

オートミールケーキ

看護師のあやのさんがInstagramで紹介している糖質オフのオートミールケーキや蒸しパンのレシピは血糖コントロールに活躍！

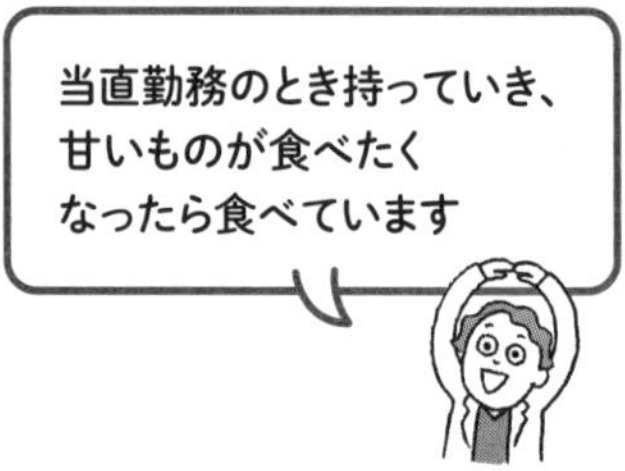
当直勤務のとき持っていき、
甘いものが食べたく
なったら食べています

材料　8㎝×17㎝のパウンド型を使用

A
- □ オートミール……30g
- □ おからパウダー……25g
- □ ラカントS……30〜40g
- □ ベーキングパウダー……6g
- □ 塩……ひとつまみ

B
- □ 溶き卵……2個分
- □ 無糖ヨーグルト……70g
- □ 水……30g

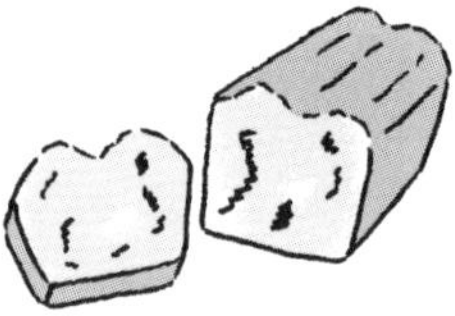

作り方

❶ パウンド型にオーブン用シートを敷く。オーブンは180℃に予熱する。

❷ ボウルにAを入れて混ぜ合わせる（ココアパウダー、抹茶パウダーを入れる場合はこのタイミングでいっしょに混ぜる）。

❸ ❷にBを加えてよく混ぜ合わせる（ナッツやレーズンを入れる場合はここで加える）。

❹ ❶のパウンド型に❸を流し入れ、180℃のオーブンで30分ほど焼く。焼き上がったら型に入れたまま粗熱をとり、型から外して食べやすく切る。

アレンジ

- 好みでくるみなどのナッツ類、レーズンなどを加えてもOK。
- ココア味、抹茶味にする場合は、Aにココアパウダー、または抹茶パウダーを7gほど加える。その場合はラカントSを40gにするのがおすすめ。

レシピ提供
あやのさん
看護師で2児の母。過度なカロリー・糖質制限で不調に苦しんだ経験を経て、ダイエット中も安心して食べられる糖質・脂質オフのレシピをInstagram（@ayn163_diet）で提案。

＼ これもおすすめ！ ／

ハイカカオチョコ

1枚(5g)で糖質1〜2g。脂質や食物繊維、抗酸化成分のカカオポリフェノールが血糖値の上昇抑制の一助に。

ナッツ

低糖質で、脂質や食物繊維が食後の血糖値上昇の抑制を手助け。高カロリーなので食べ過ぎには注意。

好みの甘い系プロテイン

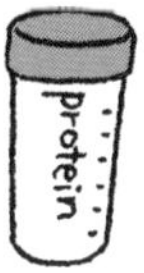

糖質を抑えつつたんぱく質を補給。ココア、バニラ、ミルクティー、フルーツ風味など、好みの味のものを選べば甘いもの欲が満たされます。

“糖類0”のおやつでも血糖値を上げる!?

糖質のくくりの中に糖類があり、“糖類0”と表示されたお菓子でも、血糖値を上げる多糖類や糖アルコール、甘味料が使用されていることがあります。

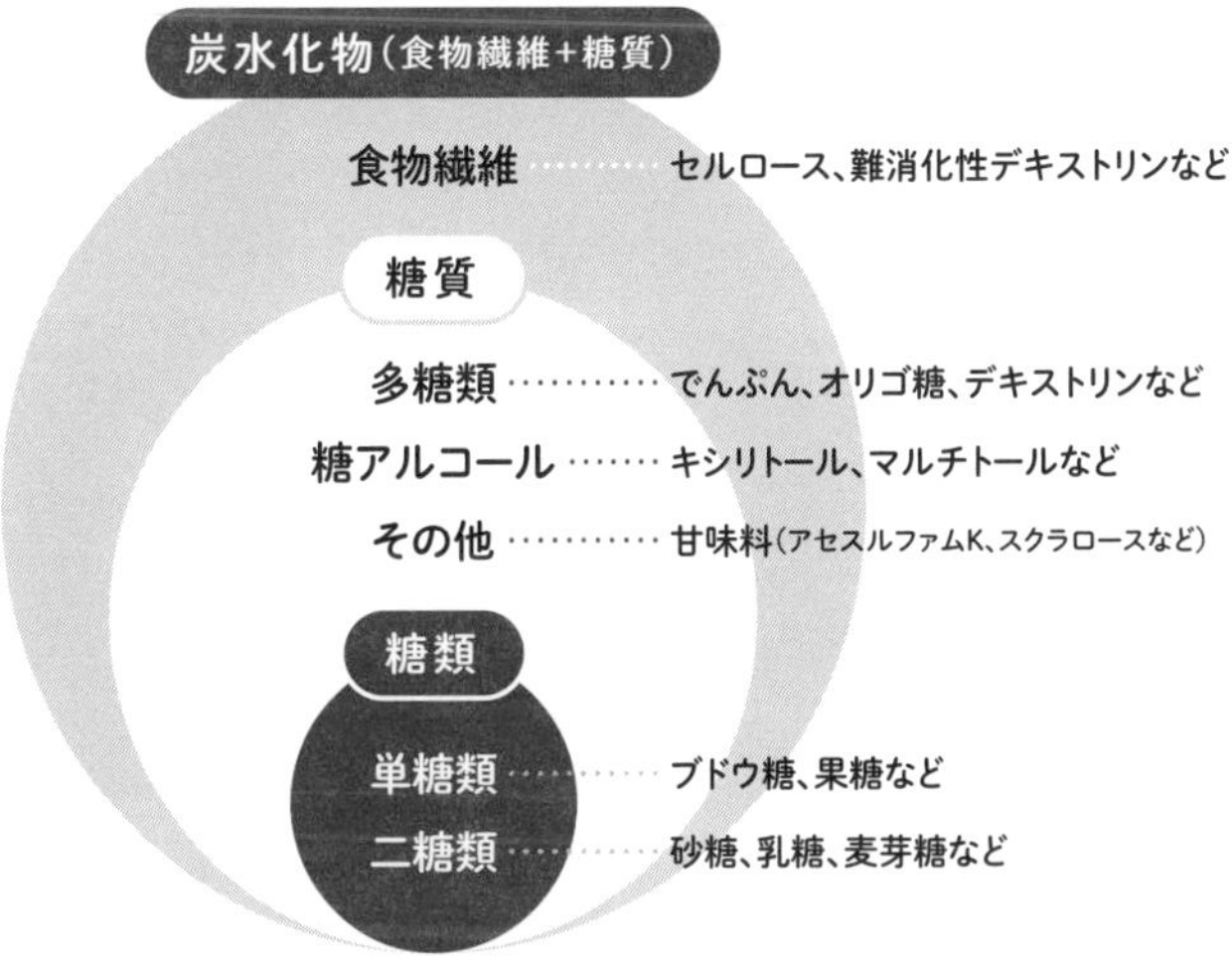

血糖コントロールダイエット
メニュー選びの5か条

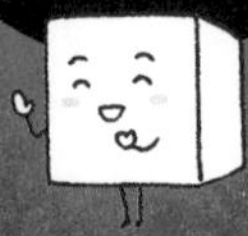

⑤血糖値スパイクつぶしの武器、〝食前ドリンク〟で先手を取る

主食よりおかずを先に食べる、たんぱく質・食物繊維ファーストの食べ順（P.126）をお伝えしましたが、さらに先手を取り、**血糖値の上昇を抑える働きがあるドリンクを食前に飲んでおく作戦**もあります。

たとえば、次のページから紹介するコーヒーはクロロゲン酸、りんご酢ソーダは酢酸、トマトジュースはリコピン、緑茶はカテキンなど、機能性成分が体の中で働いて血糖コントロールダイエットの武器になります。また、たんぱく質のプロテイン、水溶性食物繊維がとれる粉末のイヌリンや難消化性デキストリンをコーヒーやお茶などに混ぜて食前に飲むのも血糖値スパイクの予防に効果的。好みのドリンクを選び、食前に飲んでダイエットを有利に進めましょう。

血糖値の上昇をゆるやかに！
おすすめ食前ドリンク

コーヒー

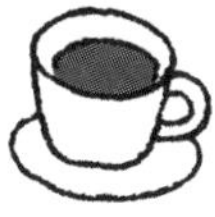

クロロゲン酸が血糖値の上昇を抑える

コーヒーを食前に飲むと、ポリフェノールのクロロゲン酸の働きで血糖値の上昇を抑制。カフェインは交感神経を刺激して脂肪燃焼を活性化し、食欲を抑える効果も期待できます。

飲み方のポイント

- □ 1日2～5杯が目安
- □ 基本はブラック。苦手なら無調整豆乳をプラス
- □ クロロゲン酸をとるなら浅煎りタイプを
- □ ノンカフェインでもOK

コーヒー摂取と2型糖尿病の発症リスクの関連

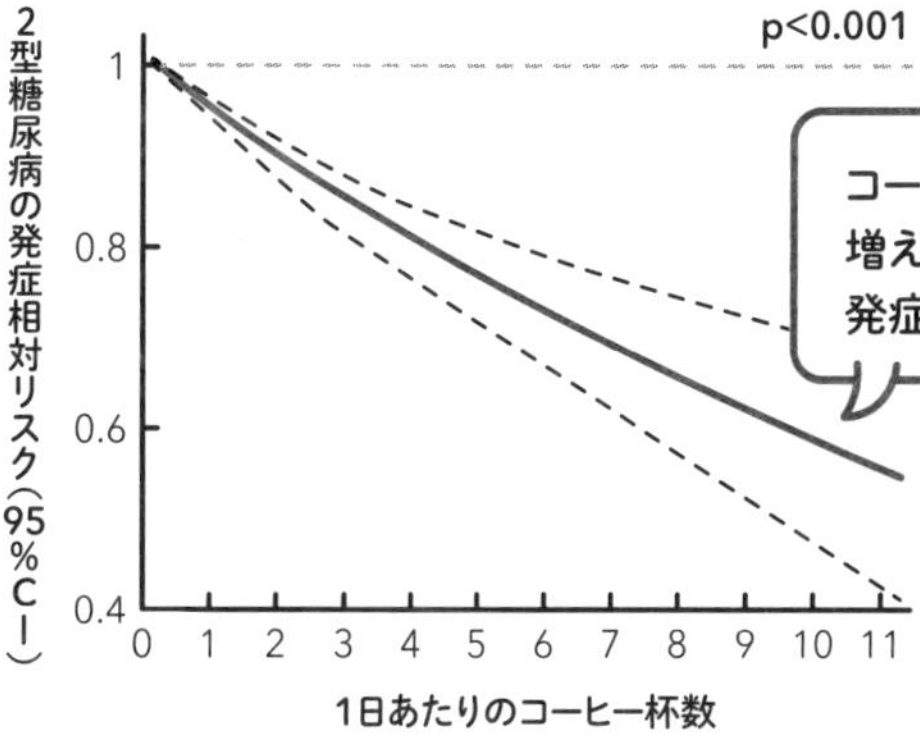
コーヒーの摂取杯数が増えるほど糖尿病の発症リスクが低い

※出典／Diabetes Care 2014;37(2)569-586

コーヒーのクロロゲン酸には抗炎症、抗酸化作用があり、コーヒーを飲む習慣がある人は糖尿病の発症リスクが低いという研究報告もあります。

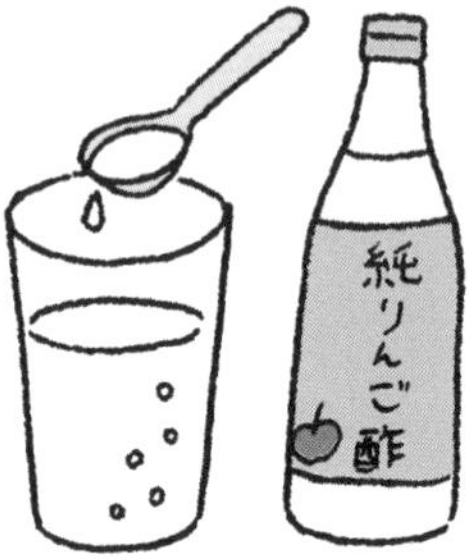

りんご酢ソーダ

酢酸が食後血糖値の上昇を抑制する

りんご酢はフルーティでとりやすいお酢。無糖の炭酸水にりんご酢大さじ1を混ぜます。酢酸が胃の中の食べものの消化を遅らせて血糖値の上昇をゆるやかに。炭酸水で胃がふくらんで満足感もアップ！

選び方のポイント

- ☐ 砂糖や甘味料が入っていないものに
- ☐ できれば純りんご酢を

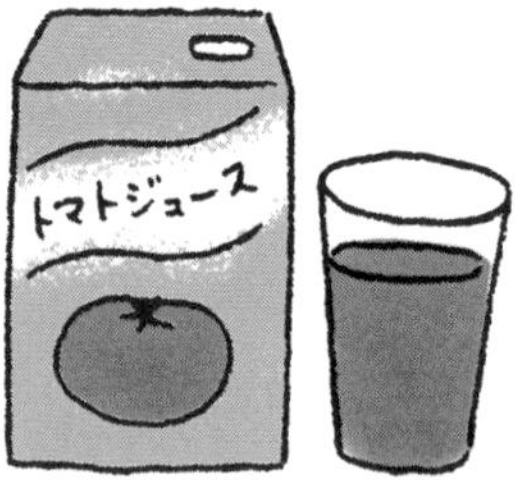

トマトジュース

リコピンがインスリンの働きを促すのを手助け

野菜ジュースは血糖値を上げやすいのですが、例外としておすすめなのがトマトジュース（1日200ml）。リコピンがインスリンの働きを促して血糖値の上昇を抑え、酸化ストレスから血管を守ります。

選び方のポイント

- ☐ 食塩、砂糖、果糖ブドウ糖液糖が入っているものは避ける

お茶

血糖コントロールに役立つお茶を食前に

糖質が多いものを食べる前は、糖の消化・吸収をおだやかにするお茶を食前に飲んでおくと血糖値スパイクと肥満の予防の一手になります。香りのいいお茶はストレスによる食欲暴走を落ち着かせる効果も。

緑茶

カテキンが糖の消化をおだやかに

緑茶のカテキンは、糖の消化酵素（アミラーゼなど）の活性を妨げて血糖値を上げにくくする働きがあるといわれています。

シナモンティー

胃での消化をゆっくりにする

シナモンは胃の中の食べものの排出を遅らせ、インスリンの分泌を促して血糖値の上昇を抑える効果が期待されています。

桑の葉茶

DNJが糖の吸収をおだやかにする

桑の葉に含まれる1-デオキシノジリマイシン（DNJ）という成分が糖の消化酵素の働きを阻害し、血糖値を上げにくくします。

グァバ茶

糖の分解酵素の働きを抑える

グァバ葉のポリフェノールが糖の分解酵素の働きを妨げて吸収を遅らせ、食後の血糖値スパイクを防ぎます。

トクホのお茶

食物繊維が糖の吸収を遅らせる

「食後血糖値の上昇を抑える」などと表示された食物繊維の難消化性デキストリンを含むトクホのお茶を食前に飲んでも。

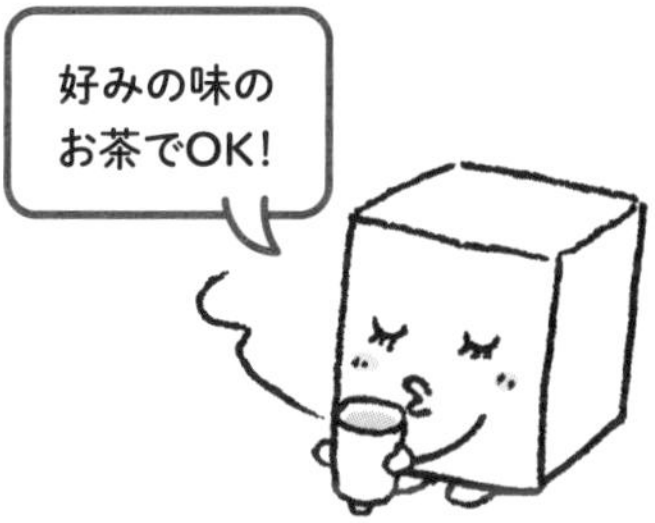

血糖おじさんが体を張って検証！

〜外食後の運動と血糖値〜

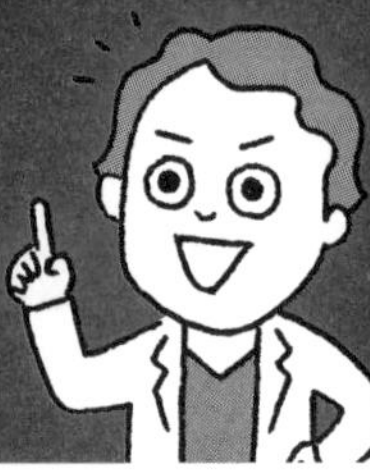

1 こってり系ラーメンを食べた後、罪滅ぼしに散歩したら血糖値はどう変化する？

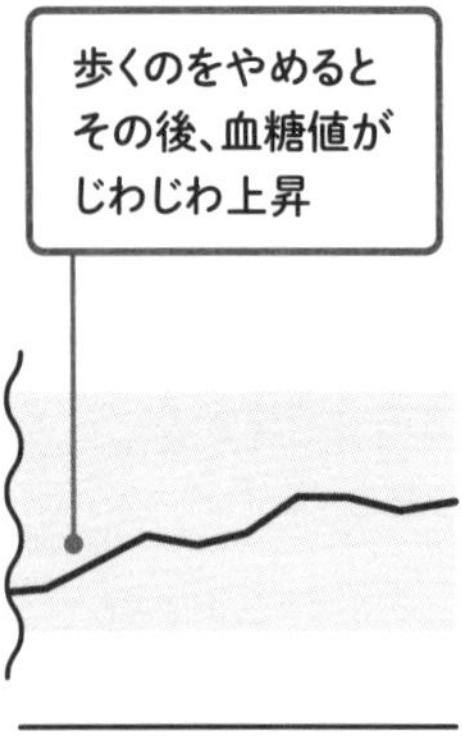
歩くのをやめると
その後、血糖値が
じわじわ上昇

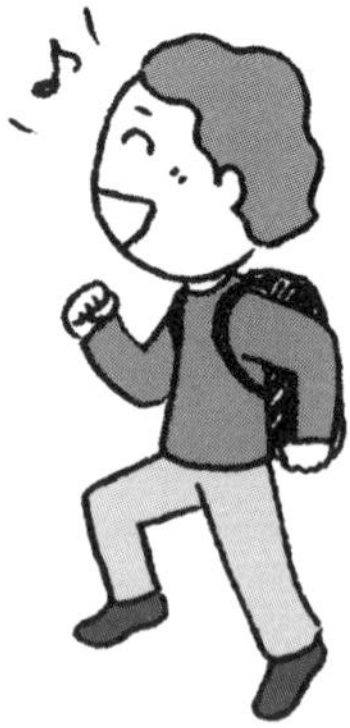

たんぱく質の味玉、チャーシュー、つみれ、食物繊維の水菜、ねぎ、のり、メンマをトッピングして麺より先に食べたら、意外にも血糖値のピークは130mg/dℓほどに抑えられました。ラーメン店を出た後に60分ほど散歩。歩きはじめると血糖値が下がりはじめ、歩くのをやめると血糖値がじわじわ上昇。やはり、運動は食後血糖値の抑制に効果絶大！

POINT 1

ラーメンのトッピングを先に食べたら血糖値スパイクがおだやかになった
（ただし、こってり系のラーメンは高カロリー、高糖質、高脂質なうえ塩分も多いので、たまの楽しみにしよう）

POINT 2

食後の60分ほどの散歩で血糖値の上昇の山を低くすることができた！

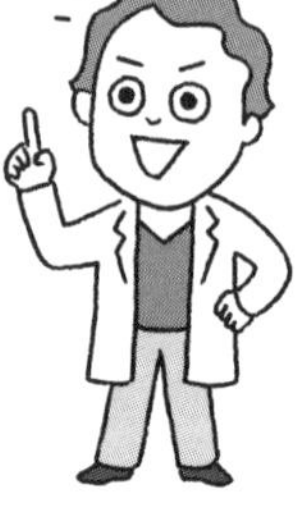

＼ラーメンでもたんぱく質・食物繊維ファースト／

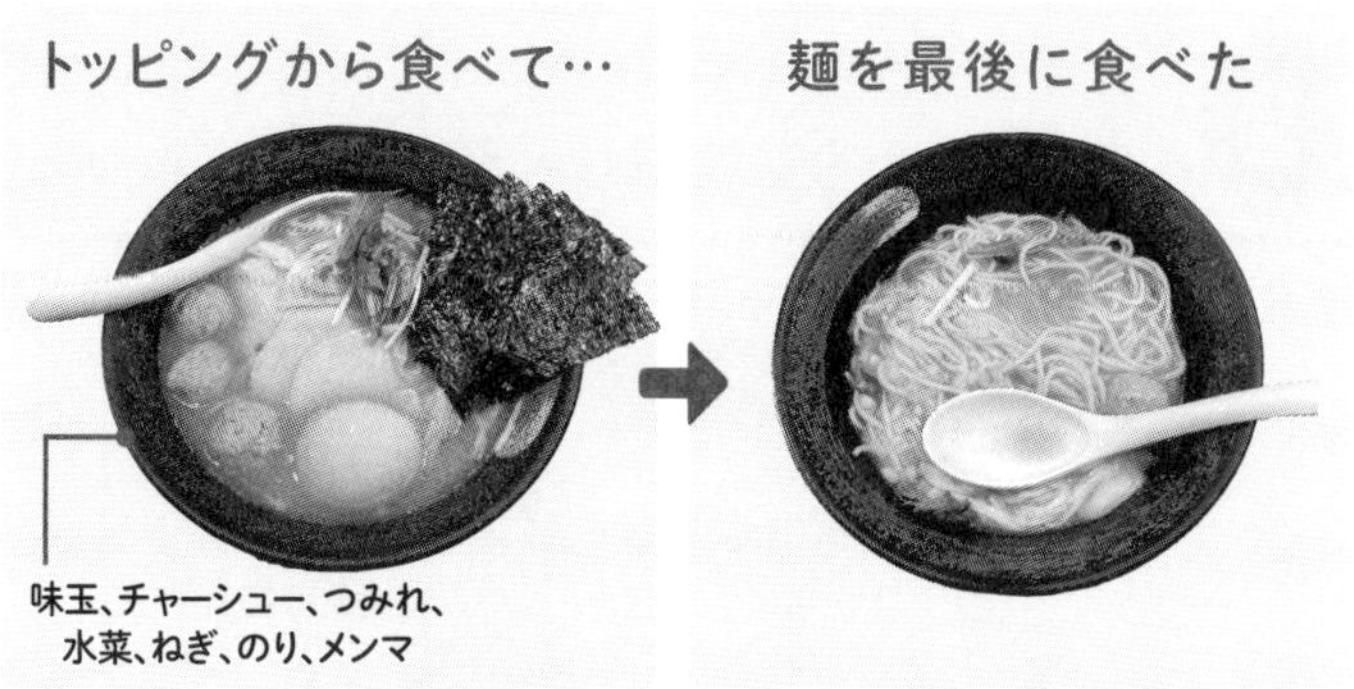
トッピングから食べて…
麺を最後に食べた
味玉、チャーシュー、つみれ、
水菜、ねぎ、のり、メンマ

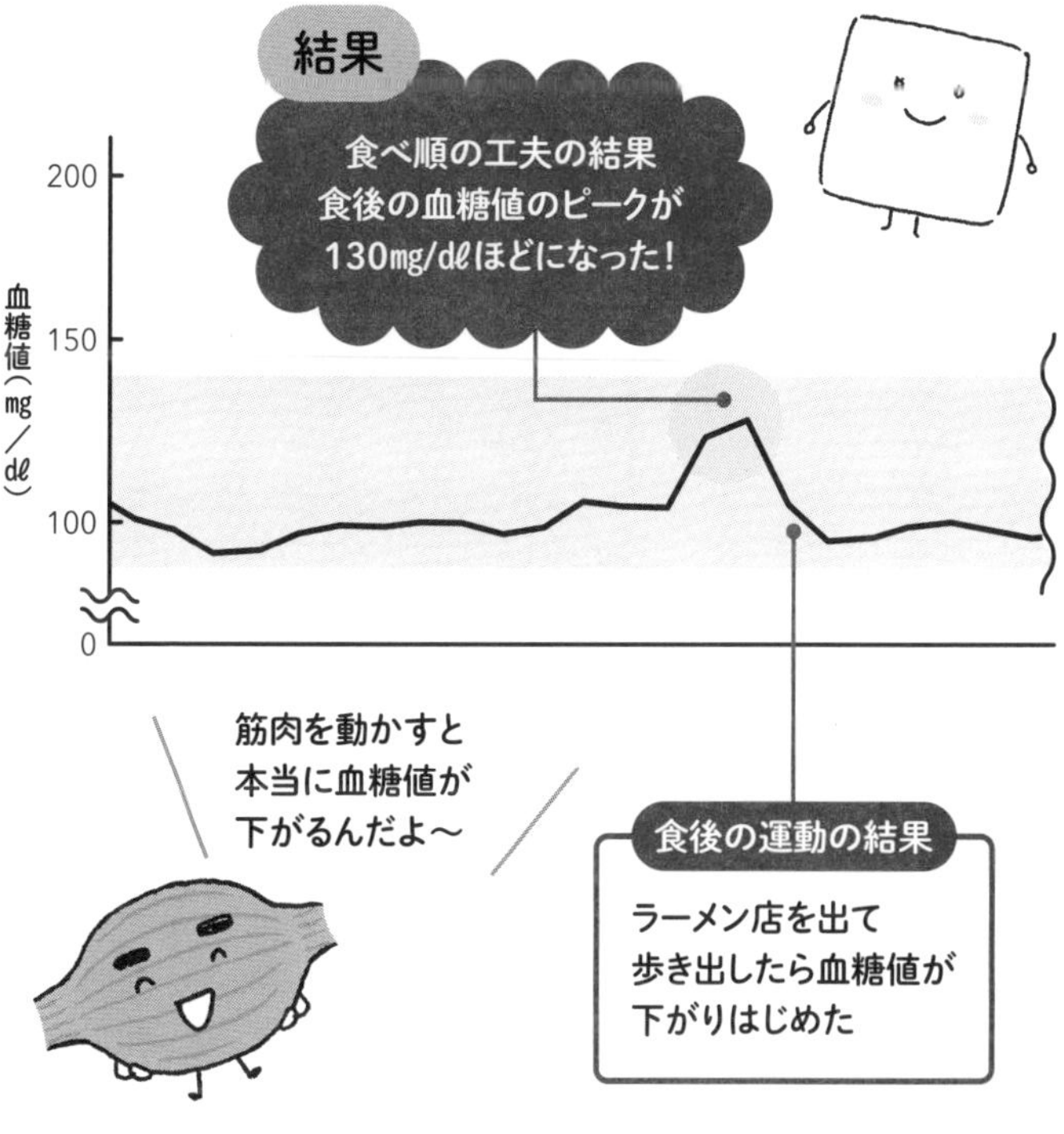
結果
食べ順の工夫の結果
食後の血糖値のピークが
130mg/dℓほどになった！
200
150
100
0
血糖値（mg／dℓ）
筋肉を動かすと
本当に血糖値が
下がるんだよ〜
食後の運動の結果
ラーメン店を出て
歩き出したら血糖値が
下がりはじめた

＼ あのクリーム、キャラメルソースのせの 甘〜いコーヒー ／

2 カフェのフローズンドリンクを飲みながら散歩をしたら血糖値はどうなる!?

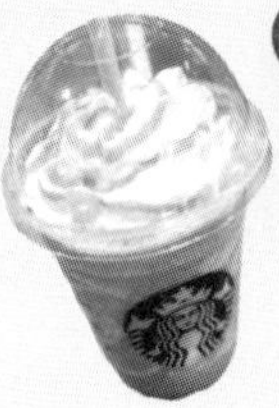

トールサイズ

302kcal
糖質 44.8g
たんぱく質 3.7g
脂質 12g

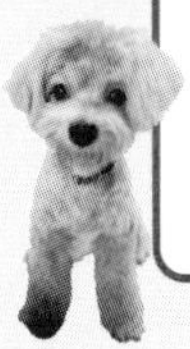

カフェへの
行き20分、
帰り20分、
犬の散歩

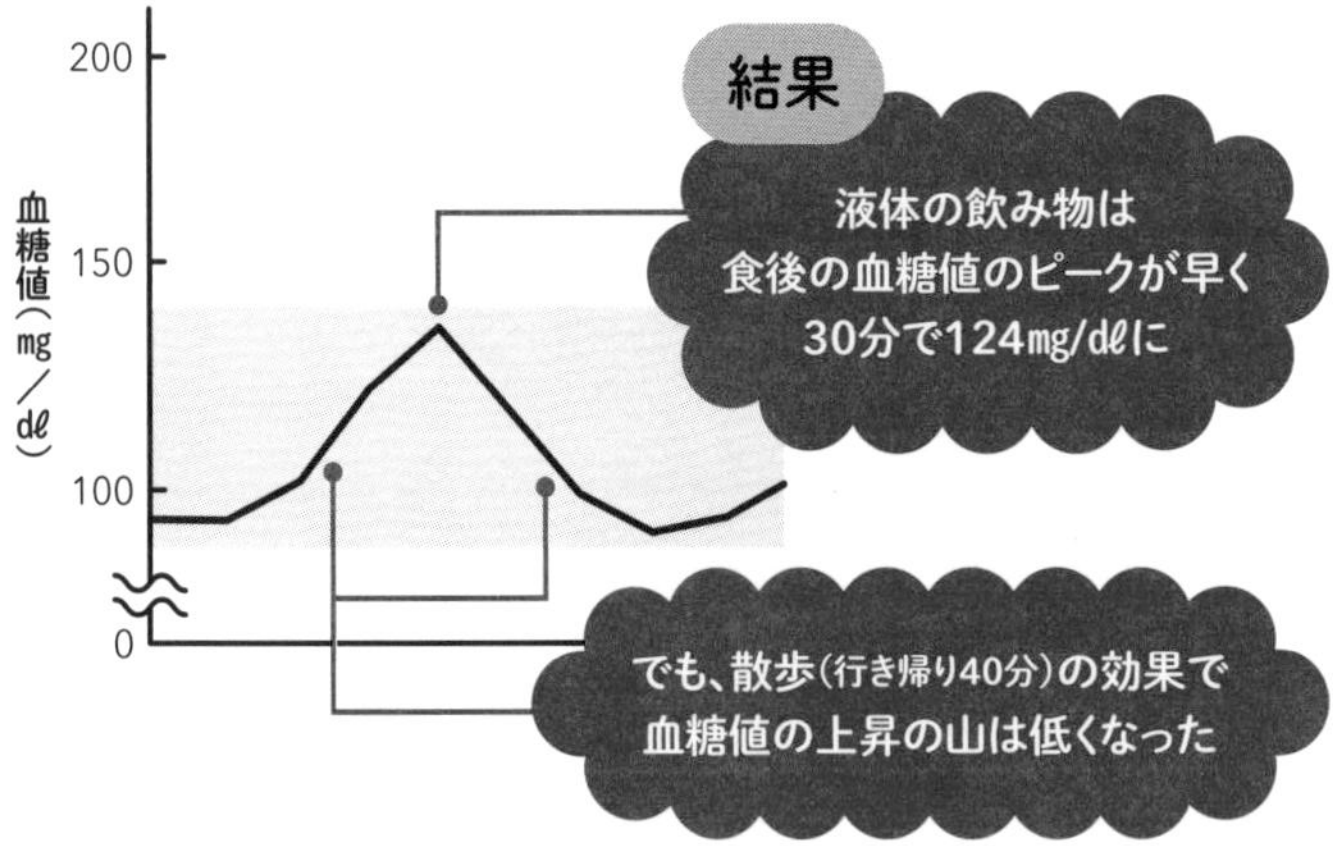

血糖値（mg／dℓ）
200
150
100
0
結果
液体の飲み物は
食後の血糖値のピークが早く
30分で124mg/dℓに
でも、散歩（行き帰り40分）の効果で
血糖値の上昇の山は低くなった

外食の前後に散歩など軽い運動をすれば血糖コントロールができて太りにくくなる！

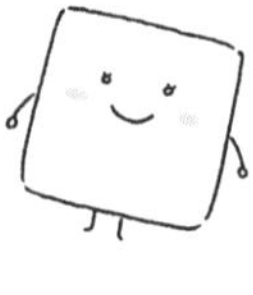

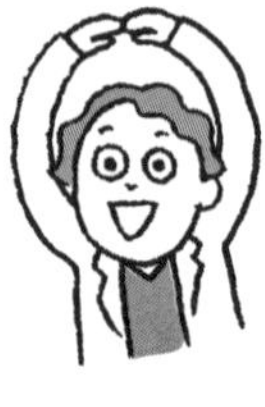

カフェへの行きに愛犬の散歩を20分し、帰りも散歩を20分しながらクリームのせの甘いコーヒーを飲みました。血糖値のピークが早かったものの124mg/dℓに。運動の効果で血糖値を抑えられました。“食べ歩き”って、じつは血糖コントロールにつながるんですね。

第6章

食後ゴロゴロしがちな人のための

血糖値を下げる！がんばらない運動法

⚠ 運動についての注意点

下記の場合は、運動を行う前に主治医に相談をしてください。

- 糖尿病、高血圧、高コレステロールの歴が長い、持病がある（尿ケトン体が中等以上の陽性、腎不全、虚血性心疾患、心肺機能に障害、骨や関節に病気があるなど）。
- タバコを吸っている、または吸っていた時期がある。
- 運動中に胸苦しさがある、意識を失ったことがある。

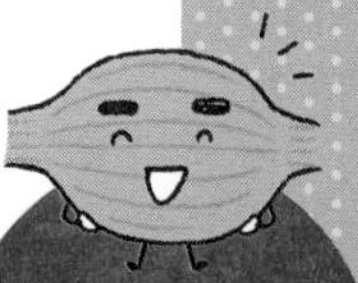

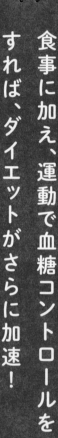

食事に加え、運動で血糖コントロールをすれば、ダイエットがさらに加速！

「ダイエットには運動がいい」なんてみんなわかっているけれど、筋トレや有酸素運動は〝実行〟と〝継続〟が本当に難しいですよね。血糖コントロールダイエットでは、ハードな運動をがんばる必要はありません。

たとえば、食後に座りっぱなしにならず、「立って家事をする」「犬の散歩をする」だけでも下半身の大きな筋肉を使うので、筋肉に血中の糖が送られ、エネルギー源となって消費されます。つまり、**日常の活動や運動は、インスリンを節約して膵臓の負担を減らし、血糖値を下げられる最高のアクション**。次のページのように、食事での3つのコントロール（P.45）にプラスして運動を行えば、さらに血糖値の変動の山が小さくなって、食べたものが脂肪になる前に消費できるのです。

食事、運動の血糖コントロールによる食後血糖値の変化のイメージ

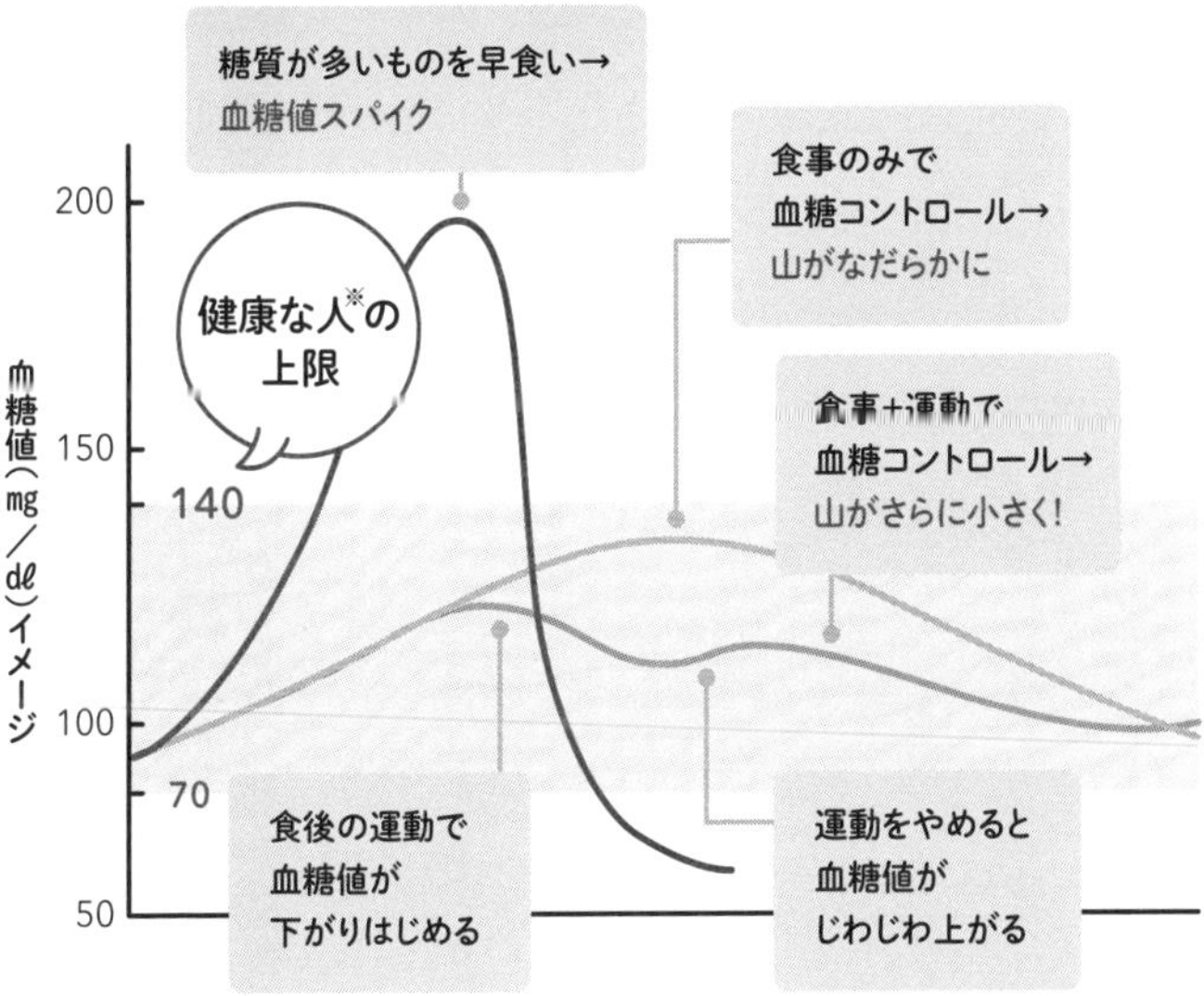

※糖尿病の気のない正常な人

筋肉に血糖が送られエネルギー源に！

- □ 脂肪行きになる前に消費！
- □ 膵臓の負担を減らせる（インスリン節約）

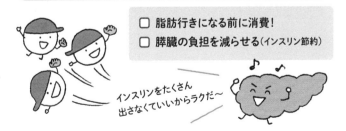

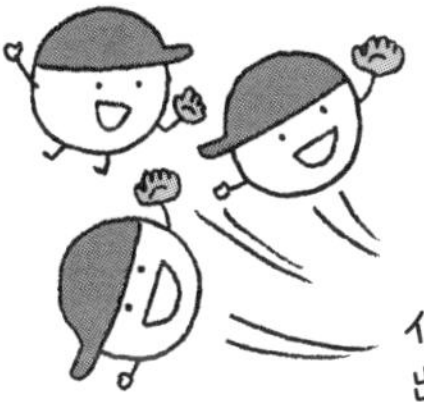

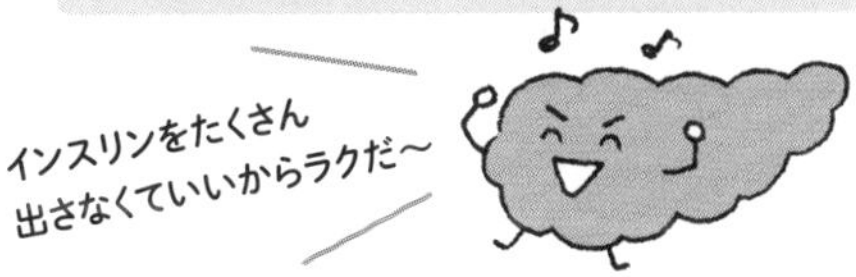
インスリンをたくさん
出さなくていいからラクだ〜

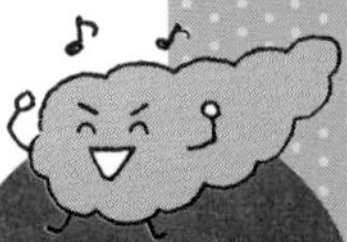

食後の皿洗い、犬の散歩も血糖をじわじわ消費する立派な活動

食後の血糖値スパイクの山をつぶして**食べたものを脂肪にしないためには、家事などの日常活動でもいいので食後に体を動かす**のが効果的、とお伝えしました。

おすすめは、食後、時間を空けずに立ち上がってお皿洗いをしてしまうこと。姿勢を保つために太もも、お尻の大きな筋肉が使われ、腕の筋肉を動かすことでも血糖が少しずつ消費されるので、座りっぱなしでいるよりも太りにくいのです。

また、社員の健康増進のためにデスクで立って仕事をする「スタンディングワーク」をすすめる企業もあります。ランチ後にすぐ座りっぱなしで仕事をすると食後高血糖になりやすいので、ちょっと遠回りして職場に戻ったり、エレベーターではなく階段を使ったりするのもよいと思います。

生活活動のメッツ表（メッツは身体活動の強さ）

3メッツ未満

座って安静にしている状態	1
立位、皿洗い	1.8
ゆっくりした歩行、洗濯、料理や食材の準備	2
子どもと遊ぶ（座位、軽度）	2.2
ガーデニング（コンテナを使用）、ピアノの演奏	2.3

3メッツ以上

犬の散歩、ギター演奏（立位）	3
掃除機かけ	3.3
歩行（ほどほどの速さ、散歩など）、風呂掃除、庭の草むしり	3.5
自転車に乗る、階段を上る（ゆっくり）	4
子どもと遊ぶ（歩く/走る、活発に）	5.8

※出典／『健康づくりのための身体活動基準2013』（厚生労働省）

上の表の「メッツ」は、安静時を1としたときと比べて何倍のエネルギーを消費するかという身体活動の強さを示したもの。皿洗い、洗濯、風呂掃除などの家事、犬の散歩、子どもと遊ぶ、ピアノやギターの演奏なども、座って安静にしているより筋肉を使い、血糖がエネルギーとなって消費できることがわかります。

僕も夕食後は「ゴロゴロしたいなぁ。でもダイエットと健康のために動くかぁ…」と頭の中で天使と悪魔が闘うことがありますが、愛犬と夜の散歩に出かけるようにしています。

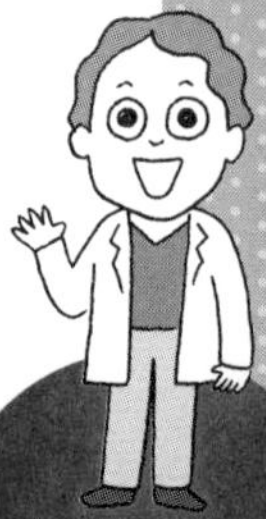

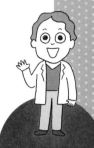

食前に筋トレをすれば、食後にまったりしても血糖値が上がりにくい

食事でおなかが満たされたら、ひと息ついてゴロゴロしたいときもありますよね。食後に動いて血糖を消費するのが面倒なら、食前に軽い筋トレなどの運動をしておく作戦もあります。**運動で筋肉に貯蔵されたグリコーゲン（糖）を使い切って空っぽにすると、食事で糖質をとったときに、その空き容量に血中の糖が入るので、食後の血糖値の上昇がゆるやかに**なります。

僕が外来診療で患者さんに「これを10回でもいいのでやってみてください」と実演しておすすめしているのが、食卓でできるイスの「立ち座りスロースクワット」です（P.176）。イスからゆっくり立ち上がり、ゆっくり腰を下ろすときに太もも、お尻などの大きな筋肉を使うことができます。

食前の運動（筋トレなど）の血糖コントロール効果

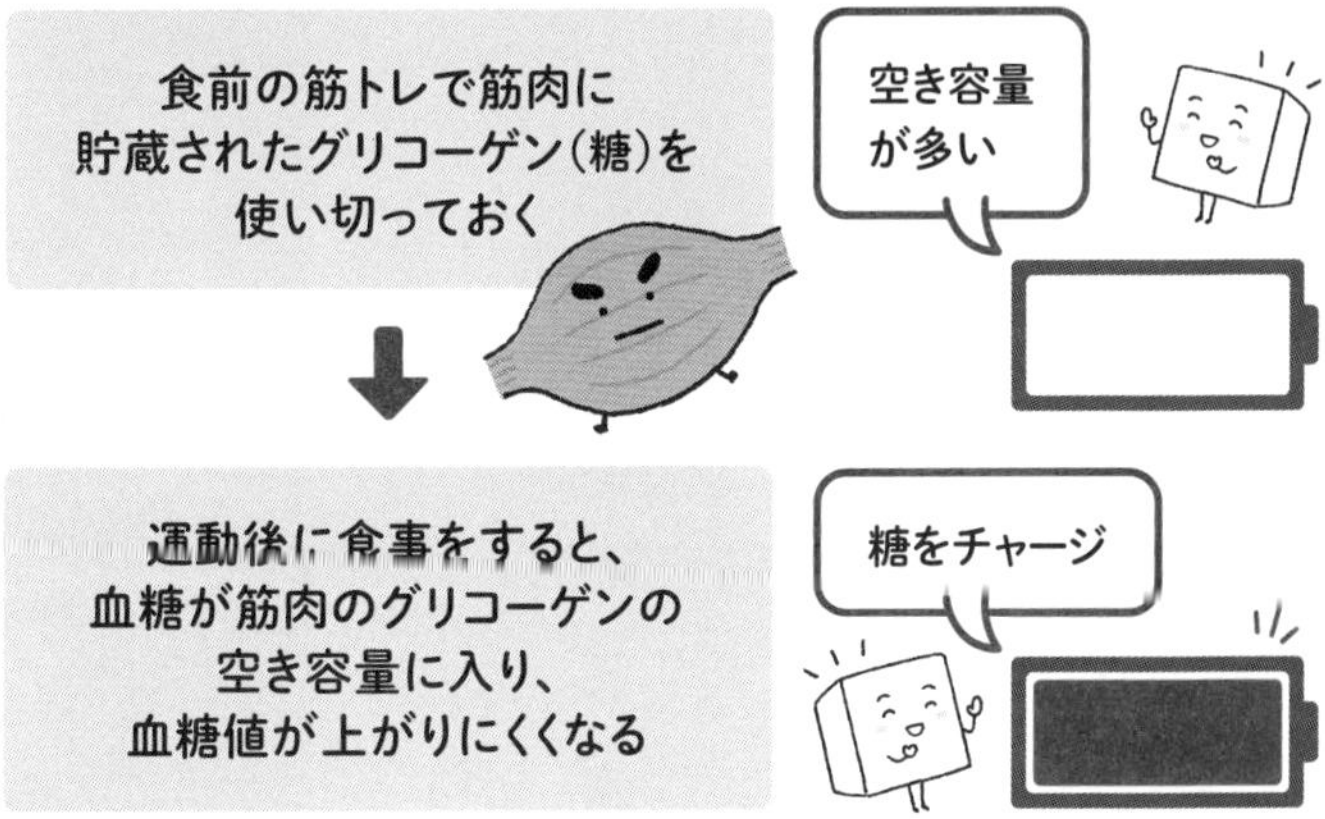
食前の筋トレで筋肉に
貯蔵されたグリコーゲン（糖）を
使い切っておく
空き容量
が多い
運動後に食事をすると、
血糖が筋肉のグリコーゲンの
空き容量に入り、
血糖値が上がりにくくなる
糖をチャージ

イスに座りながら、寝ながら簡単にできる運動法をＰ．１７６から紹介しますので、ぜひ実践してみてください。行うタイミングは食前でも食後でもＯＫです。

そして、体を動かすことに慣れてきたら運動量を無理なく増やしていきましょう。ウォーキングやジョギングなどの有酸素運動だけだと筋肉量が減りやすいので、たんぱく質をしっかりとって筋トレ（レジスタンス運動）も行うことが大切です。筋肉量が増えると基礎代謝量が増え、やせやすい体になります。

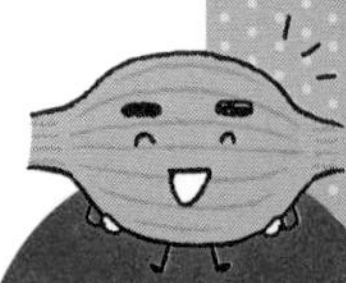

自分が楽しめる趣味を運動の習慣にしてしまおう

「やせるため、血糖値を下げるために運動をしよう」と思うと、実行や継続が苦しくなることがあります。ですから、**「運動につながる、楽しい趣味を見つけよう」と考えてみて**はいかがでしょうか。ダイエットも2型糖尿病の治療も運動が柱のひとつになりますが、これから先、10年、20年と運動を続けるのなら絶対に楽しんだほうがいいですよね。

僕流の外来での運動指導ですが、「運動につながりそうな趣味はありますか?」と患者さんに聞き、思い当たらなければ「『50代からの趣味　運動』とインターネットで検索して、趣味を探してみてください」とお伝えすることがあります。

減量が成功して血糖値の数値も改善した患者さんの趣味の例を紹介しますね。

●旅行で日本の庭園めぐり

ご夫婦での日本各地の庭園めぐりの趣味がウォーキングにつながり、患者さんは血糖値の数値がよくなって、奥さまも血中コレステロール値が下がったそうです。笑顔でおすすめの庭園をお話ししてくれて、うれしくなりました。

●ウォーキング系ゲーム

歩いた距離に応じてアイテムがもらえるスマホゲームで、体重が９kg落ちて血糖値が下がった患者さんもいます。ちなみに僕もウォーキング系ゲームをしています。

●YouTubeで宅トレ

YouTubeはいろいろなトレーナーさんが運動の動画を投稿しています。好きなトレーナーさんを見つけてファンになると、筋トレを継続しやすいようです。

●サイクリング

ロードバイクを購入して通勤の移動手段が電車から自転車になり、血糖値が下がった患者さんもいます。週末もサイクリングを楽しみ、都内から江の島まで走ったことをイキイキとお話ししてくれました。

がんばらない運動法

イスに座って!

食卓のイスに座りながら食前か食後に行える運動。食事前の薬と思って、ぜひトライを!

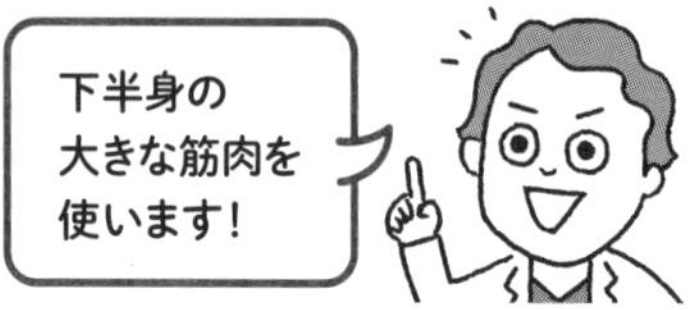
下半身の
大きな筋肉を
使います!

立ち座りスロースクワット

ゆっくり動いて太もも裏やお尻の大きな筋肉に負荷をかけましょう。腰を下ろしたときにイスにいったん座るので、筋力が弱い人でもできます。

7秒かけて立ち、7秒かけて座る

イスに浅めに座り、足を肩幅より少し広く開く。手は太ももの上に。太もも裏の筋肉を使い、ゆっくりと7秒かけて立ち上がる。次にゆっくり7秒かけてイスに座る。

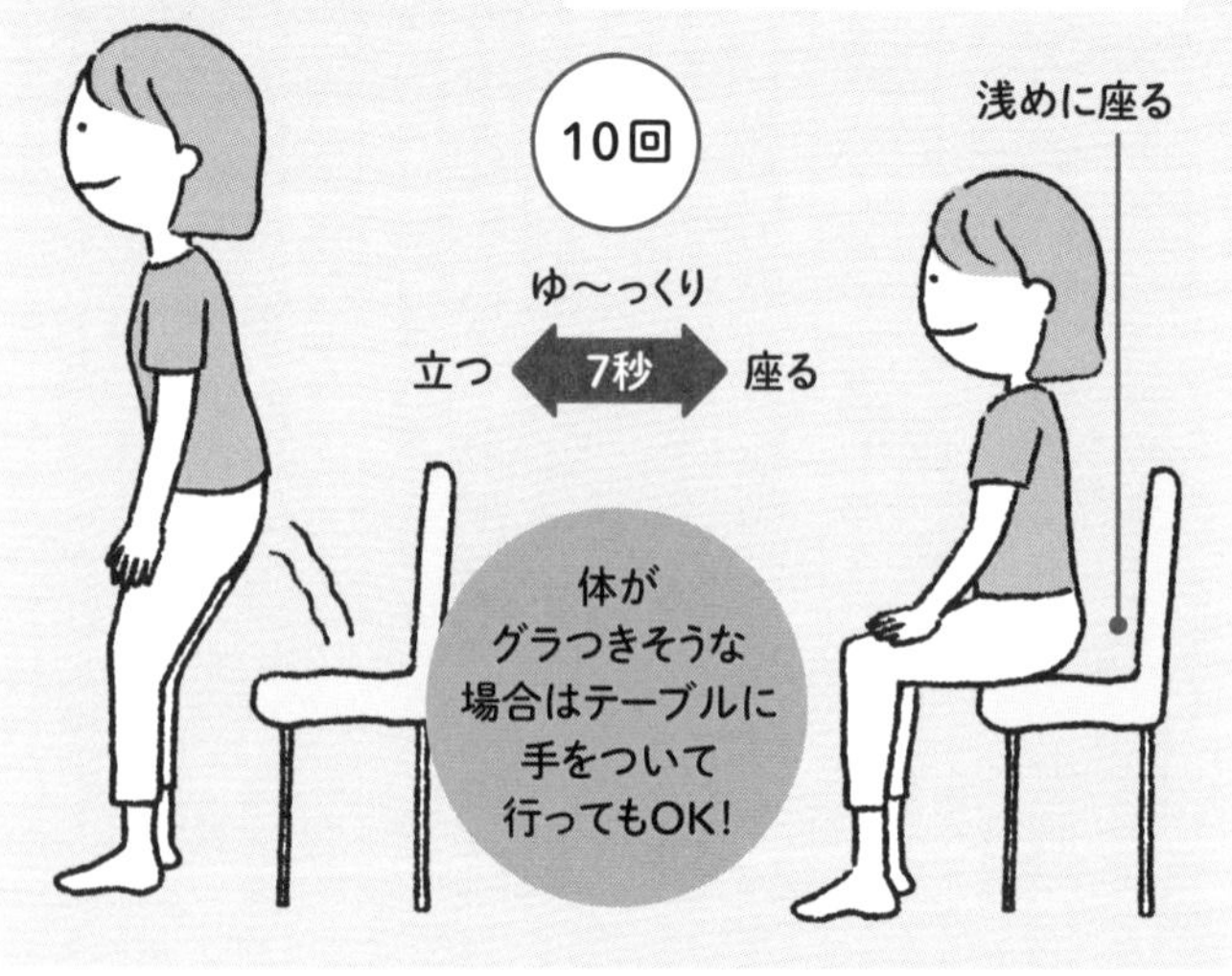
浅めに座る
10回
ゆ〜っくり
立つ
7秒
座る
体が
グラつきそうな
場合はテーブルに
手をついて
行ってもOK!

どちらにやってもOK！

食前 食後 血糖値を下げる！

座りながらウォーク

背すじを伸ばして腹筋に軽く力を入れ、太ももを交互に高く上げるのが筋肉をしっかり働かせるポイント。

太ももを交互に高く上げる

イスに浅めに座り、手で座面を持つ。上体はまっすぐに。その場で歩くように、太ももを左右交互に高く上げる。

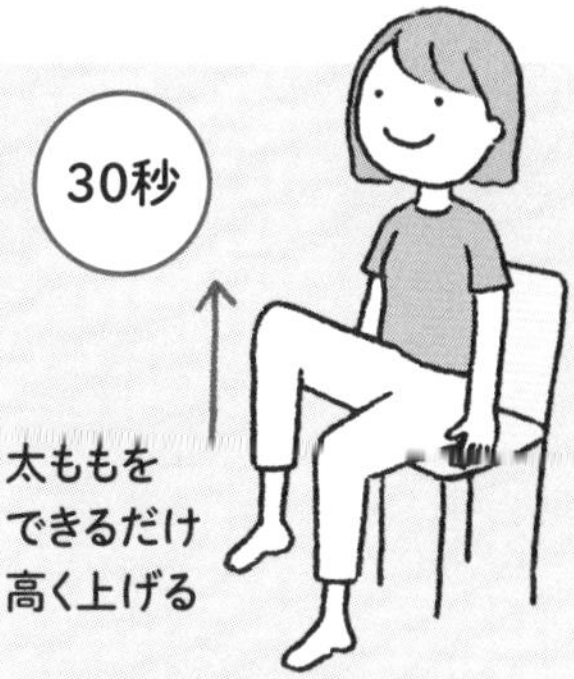

脚＆腕パカ

脚と腕を開いたり閉じたりする動きで、大胸筋や内ももの内転筋などを働かせます。

脚と腕、胸を大きく開いたり閉じたりする

イスに浅めに座る。足と股関節を大きく開き、同時にひじを上に向けて曲げ、胸を開く。次に、左右のひじ、ひざをくっつけるように脚と腕、胸を同時に閉じる。

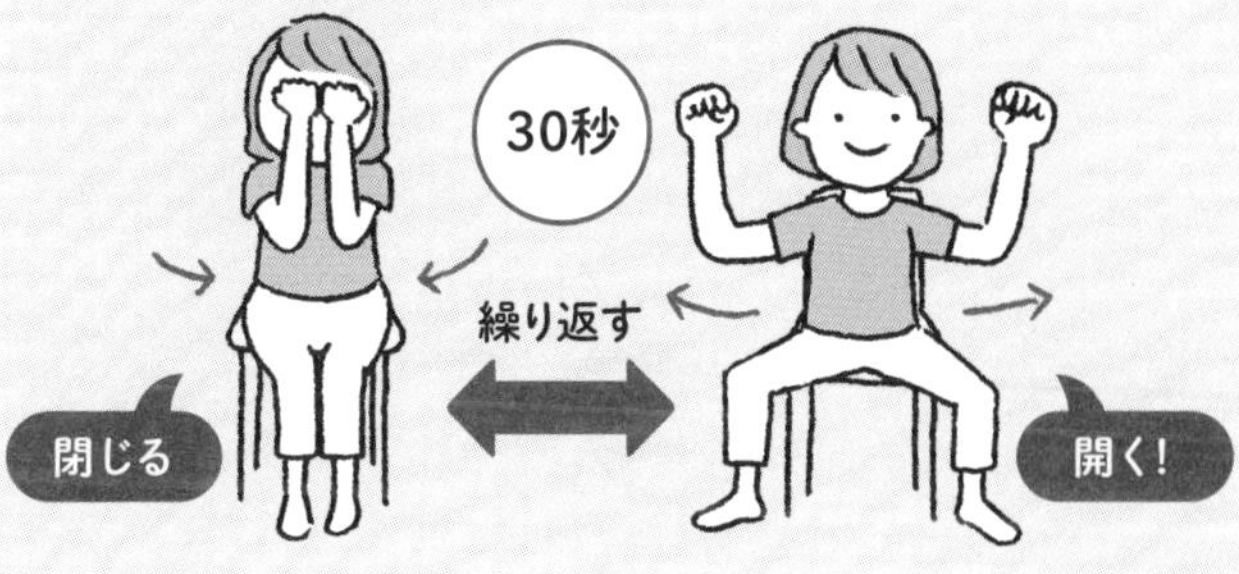

ゴロ寝で！

食後、テレビを見ながらゴロゴロついでにできる筋トレ。脚やお尻の大きい筋肉を動かして血糖を消費します。

カエル足体操

股関節を開いてカエル足の形をつくり、パタパタと開閉。日常の動作で使われにくい内ももの内転筋を使い、次の②の動きでは腹筋も働かせます。

❶足裏を合わせて股関節を開閉させる

30秒

仰向けに寝て、左右の足裏を合わせ、股関節を開く。次に股関節を閉じ、左右のひざを合わせる。開閉を繰り返す。

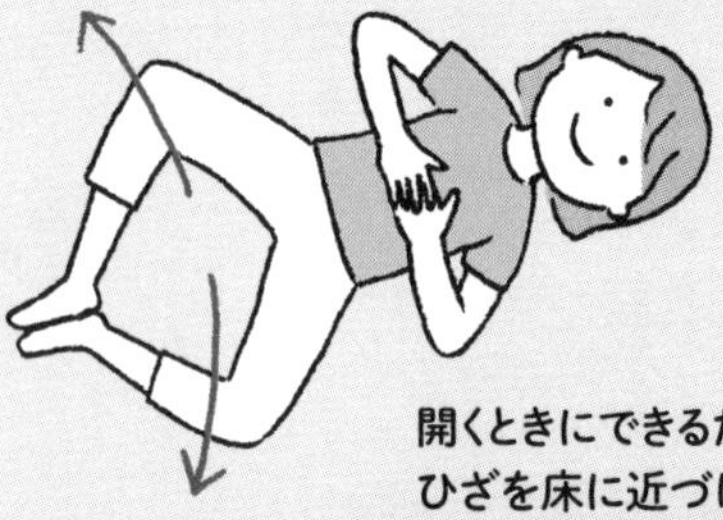

開くときにできるだけひざを床に近づける

❷脚を浮かせて曲げ伸ばしする

30秒

①の股関節を開いた体勢から、脚を床から少し浮かせる。このまま、ゆっくりと脚を曲げ伸ばしする。

腰が痛い場合は脚を床にすりながら行ってもOK！

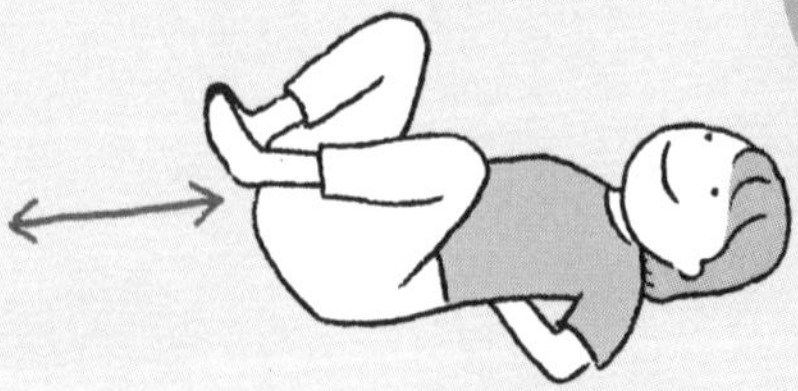

手は腰と床のすき間に入れる

寝ながらヒップアップ

腰をゆっくり上げ下ろしし、お尻の大殿筋などの筋肉を使います。無理をせず、上げられるところまででOK。

30秒

脚に力を入れてお尻を上げる

仰向けに寝て手をおなかにのせ、ひざを立てて肩幅ぐらいに開く。お尻をゆっくり上げ、ゆっくりもとの位置に下ろす。

腰を痛めないよう背中は床につけたままでOK

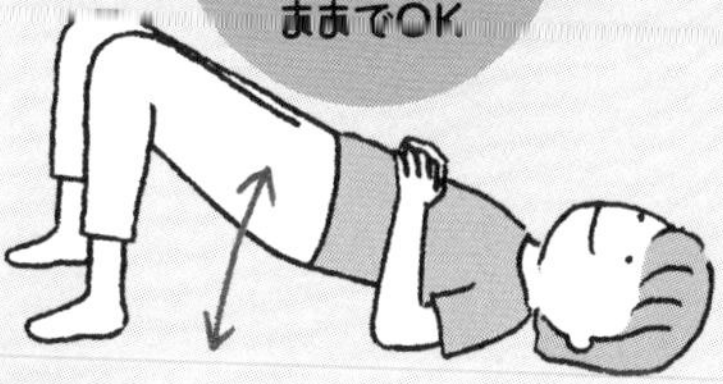

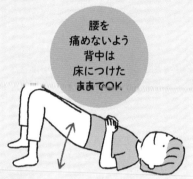

寝ながらウォーク

仰向けに寝た体勢で、歩いているような脚の動きをします。速く動かそうとせず、ゆっくりとしたペースでOK。

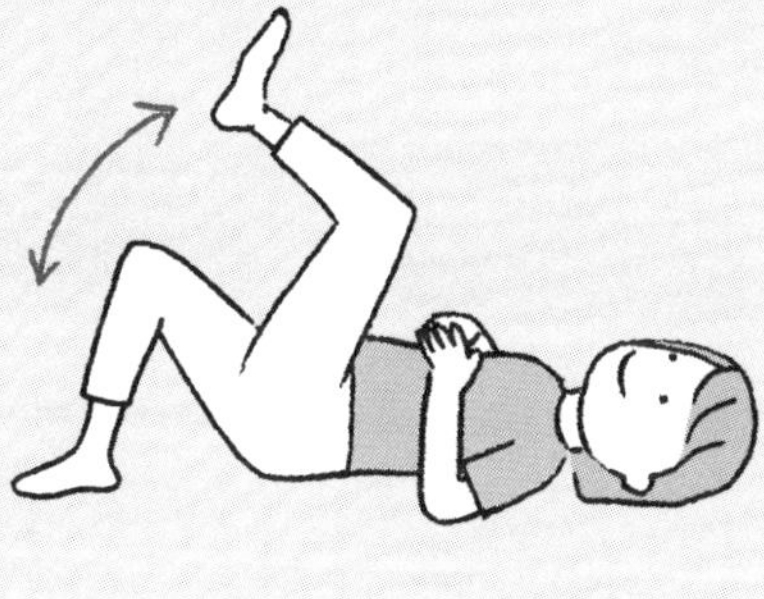

30秒

太ももを左右交互に引きつける

仰向けに寝て、ひざを軽く立てる。左右の太ももを交互に胸のほうへ引きつける。

医師 血糖おじさんが

人気パーソナルトレーナーにボディメイクの疑問をぶつけてみた！

医師、パーソナルトレーナーという立場の壁を越え、友人として情報交換をしているトレーニングのプロの３人に、ボディメイクについて気になることを聞いてみました！

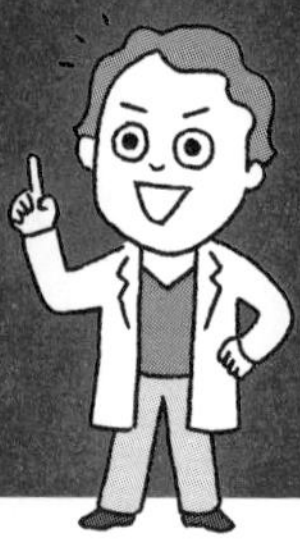

Q 「筋トレ」と「有酸素運動」、どっちを先にやるのがいいの？

先に筋トレをすることで体脂肪が分解され、その後に有酸素運動を行うと分解された体脂肪が燃焼しやすくなります。また、有酸素運動は空腹時に行うことで体脂肪が減りやすくなるので、朝イチに有酸素運動をするのも有効。糖尿病の方は低血糖に注意しましょう。

宇田川さん

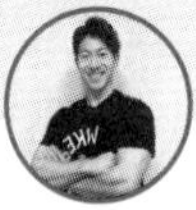

僕は「呼吸器の活性・安定 ＞ 骨盤筋の活性化、脊柱の活性化 ＞ 腕やひざ下の筋肉」がパフォーマンスアップに重要だと考えるので、ジムに行かずに筋トレする場合、自律神経を整える意味でも「有酸素運動→筋トレ」の順に行うがよいと考えます（手頃さでも）。ケガのリスクも考えて、男女共にBMI30以下になってから筋トレを行うとよいと思います。

そうさん

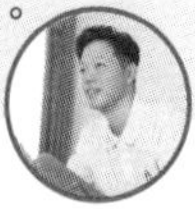

Q 筋トレで筋肉量が増えているかチェックする方法は？

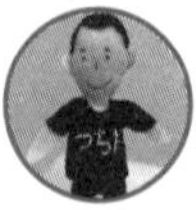

土田さん

体組成計の筋肉量を気にし過ぎると“疲れるダイエット”になります。体組成計の数値は、はかるタイミングによって変わるので、ボディラインが引き締まっているなら喜んでOK。筋トレ前よりも「動きやすくなった」「マシンやダンベルで重い重さを扱えるようになった」「できる回数が増えた」。この３つが向上していれば、筋肉量が増えています。

答えてくれたのは…

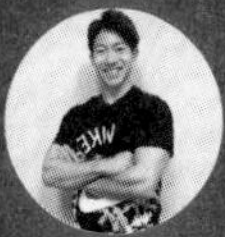

宇田川稜平さん

パーソナルトレーニングジムLigulae代表（東京・原宿）。運動、呼吸、栄養を3本柱とした美姿勢×分子栄養学で健康美をつくるトレーナー。

Instagram @ryo_uda_ligulae

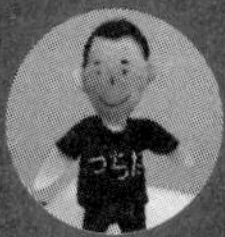

土田ゆうやさん

五反田パーソナルジム代表。ストレスフリーパーソナルトレーナー。「体づくり＝楽しい」と思える人を増やしたいという思いから運動や食の情報を発信。

Instagram @yuu1234ts

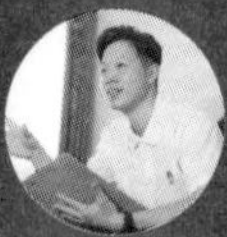

そうさん

運動と栄養で更年期の女性を輝かせるトレーナー。無理な筋トレはせず、ストレッチなどで腰痛や肩こりを改善しながら健康に導くセッションを行う。

Instagram @sou.y0124

Q 運動が苦手でもできる おすすめの筋トレを1つ教えて！

おなかのサイズダウンには、インナーマッスルの腹横筋が鍛えられるドローインがおすすめ。仰向けに寝た状態で鼻から息を吸って口から吐きます。息を吐きながらなるべくおなかをヘコませるのがポイント。1日10回、1セットを目標にやってみてください。

土田さん

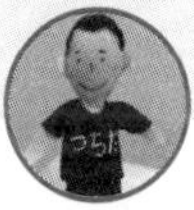

息を吐きながら行うスロースクワットです。息を吸いながら5秒かけて腰を下ろし、息を吐きながら5秒かけて腰を上げます。キツければ壁にお尻をつけて行ってもOK。呼吸器の活性と骨盤筋の活性が同時にできて、パフォーマンスがアップします。

そうさん

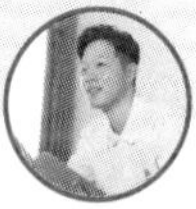

Q 筋トレは 毎日がんばらなくていいの？

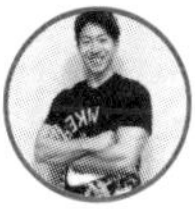

宇田川さん

筋トレは毎日しなくても大丈夫です。筋トレをすると筋肉が損傷してダメージを受けますが、その後、筋肉が修復されてもとの状態よりも少し太くなって筋力が上がります。これを筋肉の超回復といいます。そのため、修復中は筋肉を休めることが必要です。筋トレは上半身、下半身など部位別に行う日を分けることで修復期間を設けることができます。

Q 筋肉を育てるためには「糖質」を厳しく制限し過ぎないほうがいい？

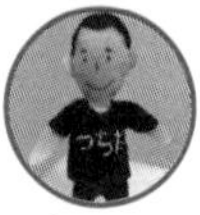

土田さん

糖質を厳しく制限し過ぎないほうがいいです。糖質を減らし過ぎると筋肉を分解して糖をつくろうとする「糖新生」の代謝活動が活発になってしまいます。糖質を減らし過ぎると筋肉が減ってしまうので、炭水化物（主食）を3食とるべきです。

Q 筋肉量を増やすための筋トレ後の食事のポイントは？

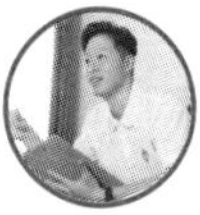

そうさん

筋トレ直後にプロテイン&ブドウ糖（単糖類）をとることです。筋トレ中にアミノ酸のEAAやBCAAを飲んでいない場合は、筋肉の分解を抑制するために、筋トレの60〜90分前にプロテインを飲むのもよいと思います。それに加えて、筋トレ後の食事では、たんぱく質、亜鉛、ヨウ素、ビタミンB群を意識して摂取するのが筋肉量のアップに効率的。おすすめの食材はかつおです！

Q 筋トレ後に飲むプロテインは「ホエイ」と「ソイ」どっちがいい？

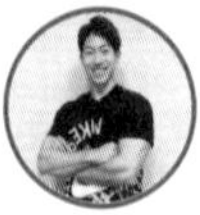

宇田川さん

プロテインの「ホエイ」は吸収が早く、「ソイ」はゆっくり吸収されるので、この特徴を活かして摂取するのがおすすめです。ホエイは血中アミノ酸濃度が3時間ほどで下がるので、筋トレの2〜3時間後に食事をとる場合に適しています。筋トレ後から次の食事までの時間がそれよりも長く空いてしまう場合はソイがいいでしょう。

Q パーソナルトレーナーさんも、ぶっちゃけ「今日は筋トレがめんどうだなぁ」と思うことはありますか？

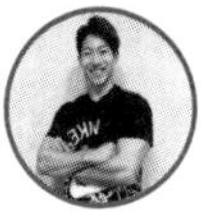

宇田川さん

めんどうだなぁと思うことはとてもあります！(笑)。そんなときは、重量を軽めにし、パンプさせるような筋トレを選ぶことが多いです。重いとかなり気合を入れなきゃいけないので…。地味なネチネチ効かせるものを選んでいます。やっているうちに体が元気になっていきます。

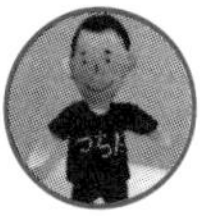

土田さん

めちゃくちゃ思います（笑）。筋トレのモチベーションを上げる方法は、「筋トレをして体が変わったらどんなよいことがあるのか？」考えることだと思います。僕が筋トレをしている理由は、メンタル安定のためです。筋トレをすると幸せホルモンといわれるセロトニンが分泌されます。僕は穏やかに生活したいので筋トレしています。

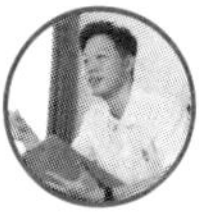

そうさん

もちろんあります（笑）。僕の持論として筋トレのモチベーションを“上げる”のは難しいですが、“下げない”ということを考えています。トレーナーとしてトレーニング方法を提供しているわけですから、お客様に「トレーニングしていないのに教わっても…」と思う方もいると思うので、追い込まずとにかくやることを意識しています。

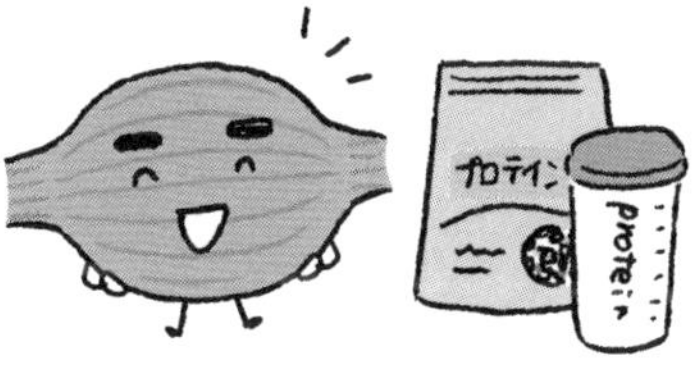

これまでなかなかやせられなかった２人は、血糖おじさんに教わった血糖コントロールダイエットの方法をどうやって自分の生活に組み込んだのでしょうか？　あなたも、自分に合った方法を選んで血糖コントロール生活をはじめてみましょう！

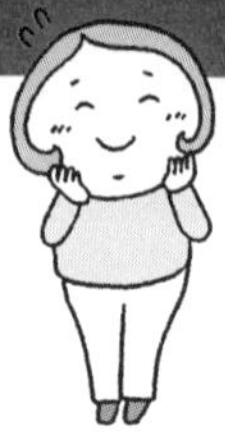

- 糖質制限でリバウンド
- 便秘がちでおなかポッコリ

そんな丸美は…

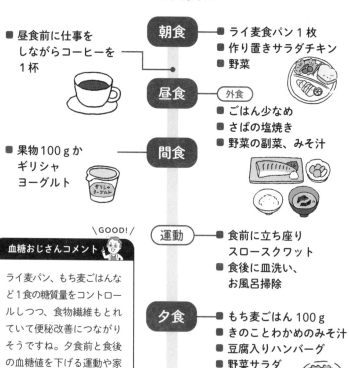

朝食
- ライ麦食パン１枚
- 作り置きサラダチキン
- 野菜

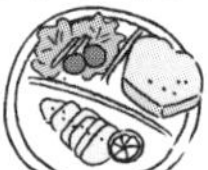

- 昼食前に仕事をしながらコーヒーを１杯

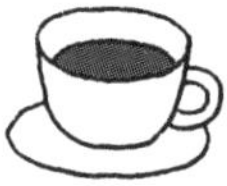

昼食

外食

- ごはん少なめ
- さばの塩焼き
- 野菜の副菜、みそ汁

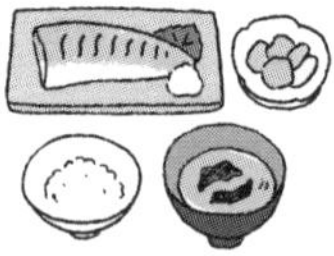

間食
- 果物100ｇかギリシャヨーグルト

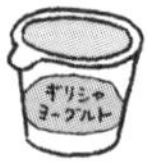

運動
- 食前に立ち座りスロースクワット
- 食後に皿洗い、お風呂掃除

夕食
- もち麦ごはん100ｇ
- きのことわかめのみそ汁
- 豆腐入りハンバーグ
- 野菜サラダ

\GOOD!/

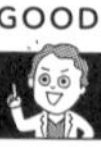

血糖おじさんコメント

ライ麦パン、もち麦ごはんなど１食の糖質量をコントロールしつつ、食物繊維もとれていて便秘改善につながりそうですね。夕食前と食後の血糖値を下げる運動や家事の行動もすばらしい！

まとめ

自分仕様にカスタマイズ！

血糖コントロールダイエット実践例

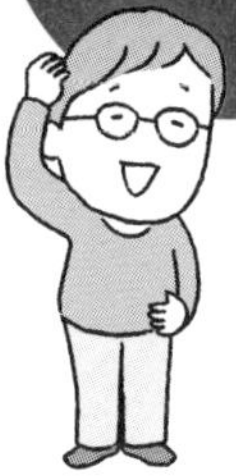

- コンビニ飯、外食が多い、早食いしがち
- 間食が多く、甘い炭酸飲料やジュース好き

そんな太一は…

朝食
- おにぎり1個
- プロテイン

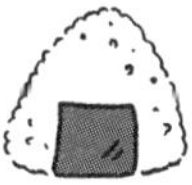

- 甘い炭酸飲料が恋しくなったらりんご酢ソーダ

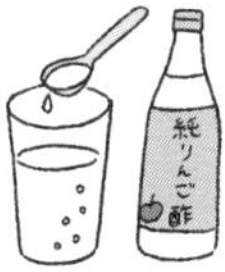

昼食

（コンビニ飯）
- たんぱく質がとれるサンドイッチ（チキン、卵）
- 野菜と海藻のサラダ

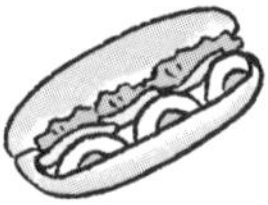

間食
- プロテインバー
- ハイカカオチョコ1かけ

夕食

（外食）
- 牛丼店の牛皿並盛定食「ごはん少なめ」「サラダを追加」野菜サラダを最初に食べる

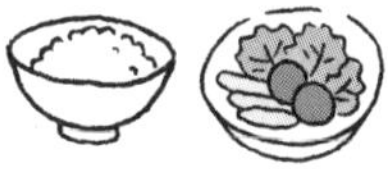

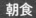

運動
- 食後は散歩がてら遠回りして帰宅

＼GOOD！／

血糖おじさんコメント

コンビニ飯、外食でも「糖質はほどほど、たんぱく質、食物繊維はしっかり」の血糖コントロールによいメニュー選びができていますね。甘い炭酸飲料をりんご酢ソーダにしたのも◎！

血糖値と糖尿病をさくっと！解説

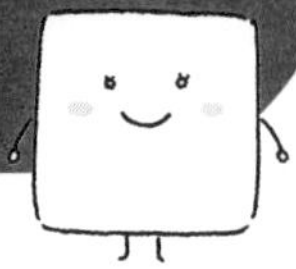

血糖値とは？

血液中のブドウ糖（グルコース）の濃度のこと

糖尿病の気のない人は

食前、食後含めて血糖値が
約 70 ～ 140mg /dℓの範囲で変動する。

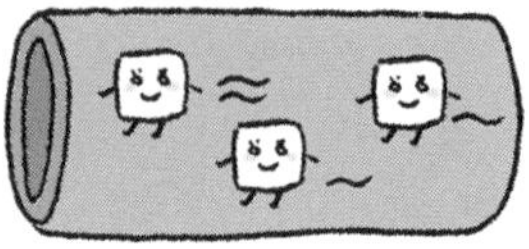

健康診断でわかる

■ 空腹時血糖値

10 時間以上、食事をとっていない状態で測定した血糖値。健診では朝食をとらずに採血する。空腹時血糖値の基準値は 100mg /dℓ未満。100 ～ 109mg /dℓだと少し高め、110 ～ 125mg /dℓの場合は高血糖で「境界型」といわれる糖尿病予備軍。126mg /dℓ以上は糖尿病の診断基準に入る。

■ HbA1c（ヘモグロビン エーワンシー）

過去 1 ～ 2 か月の血糖値の平均の状態を反映。健診の前日だけ食事を変えてもごまかせない数値。HbA1c の正常範囲値は 4.6 ～ 6.2％。6.0 ～ 6.4％は糖尿病予備軍、6.5％以上は糖尿病が疑われる。

▼

異常があった場合…

ブドウ糖負荷試験を行う。10 時間以上の絶食後に空腹の状態で採血。75 g のブドウ糖液を飲み、30 分後、1 時間後、2 時間後の血糖値を測定する。正常型は、空腹時血糖が 110mg /dℓ未満、2 時間後の血糖値が 140mg /dℓ未満。空腹時血糖が 126mg /dℓ以上、2 時間後血糖値 200mg /dℓ以上のいずれかを満たすと糖尿病型となる。

⚠ 健診では見つかりにくい！

血糖値スパイク（隠れ糖尿病）

糖質が多いものを早食いするなどで血糖値が急上昇（140mg /dℓ以上）し、急降下すること。日常的に血糖値スパイクを繰り返すことで膵臓を酷使。また、肥満や加齢などによっても血糖値は下がりにくくなり、空腹時血糖値や HbA1c の数値が上がっていく。

糖尿病とは？

インスリン分泌障害
膵臓からのインスリン分泌が不足

インスリン抵抗性
インスリンが出ていても効きにくい

→ **この両方、またはどちらかで細胞に糖を正常に取り込めなくなり、高血糖が続く病気**

糖尿病を５年、10年…と放置してしまうと、血管が傷つき、ドロドロとした血液が眼、腎臓、神経などの血管で詰まって合併症を引き起こします。糖尿病はナメてはいけない病気。でも、放置せず通院を続けて治療し、血糖コントロールをすれば怖くない病気に変わります。糖尿病になっても人生は制限されません！

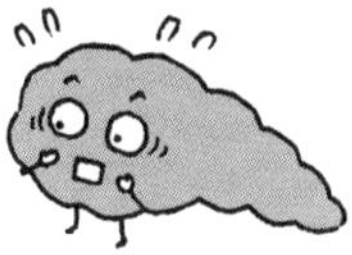

糖尿病の種類

１型糖尿病

割合 約5％

年齢 若い世代に多い

原因 ある日突然、インスリンを出す膵臓のβ細胞が破壊されて発症する自己免疫疾患。その原因はわかっておらず、生活習慣とは関連がない。

２型糖尿病

割合 約90％以上

年齢 40歳以上の中高年に多い

原因 遺伝的因子、生活習慣（偏った食事、運動不足、ストレス）、肥満、加齢による膵臓の機能低下などの因子が合わさって発症。生活習慣が整っていても、やせていても、遺伝的因子や加齢で発症の可能性がある。

妊娠糖尿病

妊娠中にはじめて発見、または発症した、糖尿病までに至らない軽い糖代謝異常。妊娠中は赤ちゃんに糖分を届けるために血糖値が下がりにくくなる。

その他の糖尿病

膵疾患や肝疾患などの臓器の疾患、遺伝子異常、薬剤性、感染症などによる糖尿病など。

糖尿病は、生活習慣以外の原因も多いんです。みなさんに知っていただき、糖尿病患者さんへの社会的な偏見をなくしていきたい！

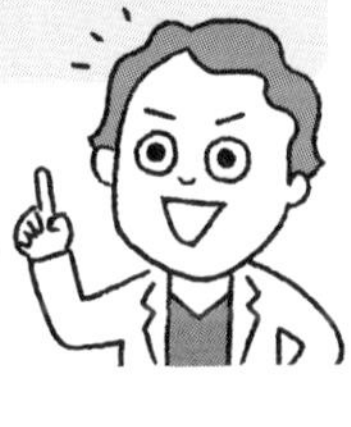

おわりに

まずはじめに、本書を手に取っていただき、ありがとうございました。

今回の出版に際し、振り返ったことをお話しさせてください。私の座右の銘は「私に関わった人の人生が、ほんの少しでもよい方向に行くようにする」ということです。

医師になり約10年、糖尿病や肥満症の診察をしてきて、矛盾を感じることがありました。それは「糖尿病の一番の治療法は食事や運動指導であるにもかかわらず、診察時にその具体的な説明がほとんどされていない」ということです。

確かに診察の現場では、多くの患者さんを診なければいけないため、医師が一人一人に十分な説明をする時間がありません。しかし、患者さんからしてみれば、それは「私たちの事情」なわけです。

この現状を打破するために、考えに考え、辿り着いたのがＳＮＳを通した情報発信でした。発信を続けて、この出版に辿り着くまで約3年間、困難や苦労はありましたが、私の発信を見た多くの方々から「数値がよくなって、治療が楽しくなった」「心が救われた」といった、たくさんのお言葉をいただきました。本当にうれしかった。私のやりたいことを、少しは形にできたのではないかと、そう思いました。

今回の書籍もその活動の一部です。本書をきっかけに、あなたの生活や体調が少しでもよくなってくれれば、医師として、一人の人間として、これ以上に幸せなことはありません。

じつは書籍出版前にとても大変なことがありました。今後も発信を続ければ、苦労も増えてくると思います。しかし、私は運がいい。この本を読んでくださったあなたをはじめ、SNSのフォロワーさん、書籍制作スタッフのみなさん、私の発信を裏で支えてくれるスタッフ、多くの素敵な方々に支えられて生きているのだと、今回の出版を通し、感謝の気持ちでいっぱいになりました。

最後に、健康管理はあなたにとって一生の課題になるでしょう。小さな努力を積み重ねた分、きっとあなたの元に帰ってきます。本書でお話しした内容を、どれか一つでもいいので続けてみて、健康でい続けてください。

お付き合いいただきありがとうございました。

糖尿病専門医　薗田憲司

参考文献

P.9、P.89 …… N Engl J Med 2008; 359:229-241、N Engl J Med 2012; 367:1373-1374

P.18、P.127 …… 糖尿病 59(1)：30〜32, 2016

P.21、P.171 …… 『健康づくりのための身体活動基準2013』（厚生労働省）

P.61 …… 『糖尿病教室パーフェクトガイド』アメリカ糖尿病協会発行、池田義雄監訳ほか（医歯薬出版）

P.95 …… Lancet Public Health. 2018 Sep;3(9):e419-e428

P.97〜98、P.107、P.111、P.115 …… 『日本人の食事摂取基準（2020年版）』（厚生労働省）

P.112〜113 …… 『日本食品標準成分表 2020年版（八訂）』（文部科学省）、『食品の栄養とカロリー事典 第3版』（女子栄養大学出版部）

P.123 …… Diabetes Care. 2015;38(10)：1820–1826

P.129 …… 糖尿病 53(2)：96〜101, 2010

P.161 …… Diabetes Care 2014;37(2):569–586

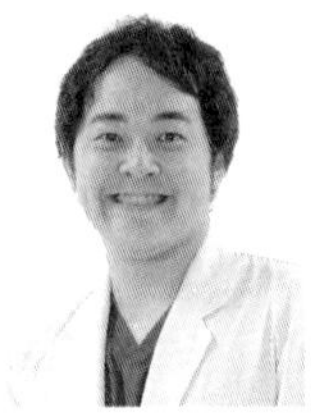

薗田憲司（血糖おじさん）

日本内科学会 内科認定医。日本糖尿病学会 糖尿病専門医。日本医科大学卒業後、東京臨海病院初期研修、東京都済生会中央病院勤務を経て、現在は開業準備中。高校時代、糖尿病になり苦しんでいる父親を救いたいという思いから、糖尿病専門医を志す。外来診療で伝えきれないダイエットや血糖値改善のための食事や運動の方法を、親しみやすい医師「血糖おじさん」としてYouTubeやInstagramで発信。チャンネル登録者数、フォロワー数は計27万人を超える（2023年6月現在）。

YouTube　血糖おじさんのセルフ治療
Instagram　@kettou_ojisan

スタッフ

デザイン　山之口正和＋齋藤友貴（OKIKATA）
マンガ・イラスト　坂木 浩子
編集協力　掛川 ゆり

“血糖値”を制して脂肪を落とす！

2023年8月 8 日　第1刷発行
2023年9月11日　第3刷発行

著　者　薗田憲司（血糖おじさん）
発行人　土屋 徹
編集人　滝口勝弘
編　集　彦田恵理子

発行所　株式会社Gakken
〒141-8416　東京都品川区西五反田 2-11-8
印刷所　中央精版印刷株式会社

● この本に関する各種お問い合わせ先
本の内容については、下記サイトのお問い合わせフォームよりお願いします。
https://www.corp-gakken.co.jp/contact/
在庫については　TEL:03-6431-1250（販売部）
不良品（落丁、乱丁）については　TEL:0570-000577
学研業務センター　〒354-0045　埼玉県入間郡三芳町上富 279-1
上記以外のお問い合わせは　TEL:0570-056-710(学研グループ総合案内)